LA POUPONNIÈRE

DE LA

CLINIQUE MÉDICALE INFANTILE

A

l'Hôpital de Nancy

*Point de dégoût, de découra-
gement, de désespoir, si tu ne
réussis pas toujours à faire
chaque chose suivant les règles
de la raison. Si tu viens
d'échouer, recommence.*

MARC-AURÈLE.

Docteur M.-G.-J. RAMU

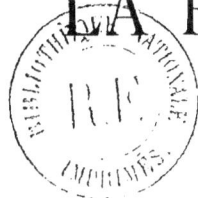

LA POUPONNIÈRE

DE LA

CLINIQUE MÉDICALE INFANTILE

A

l'Hôpital de Nancy

*Point de dégoût, de découra-
gement, de désespoir, si tu ne
réussis pas toujours à faire
chaque chose suivant les règles
de la raison. Si tu viens
d'échouer, recommence.*

MARC-AURÈLE.

A MES PARENTS

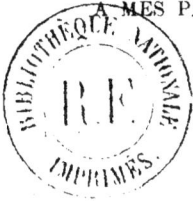

MEIS ET AMICIS

A mon Président de Thèse,

Monsieur le Professeur HAUSHALTER.

A mes Juges :

Monsieur le Professeur ÉTIENNE,
Monsieur le Professeur agrégé RICHON,
Monsieur le Professeur agrégé FRUHINSHOLZ.

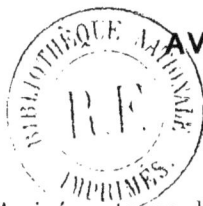

AVANT-PROPOS

———

Arrivé au-terme de nos études réglementaires, si nous comparons le chemin parcouru à celui qui nous reste à faire, nous ne pouvons nous défendre d'une légitime appréhension.

Nous qualifions de « réglementaires » les études que nous venons de terminer, parce qu'il nous apparaît claire-ment que le médecin n'a jamais fini d'apprendre ; la nécessité absolue de se tenir au courant des progrès de son art ne saurait être mise en doute à une époque où chaque coin d'inconnu soulevé nous fait entrevoir un inconnu plus profond encore.

C'est pourquoi l'exercice de la profession à laquelle nous nous sommes préparés nous semble gros de dangers, de circonstances, de situations difficiles. Lorsque nous son-geons aux modestes éléments qui vont être nos seules armes dans la lutte que nous aurons à soutenir contre la maladie au cours de notre carrière, une invincible émo-tion s'empare de nous.

Pourtant, des conseils éclairés, des avis précieux nous ont été prodigués au cours de l'enseignement reçu à la Faculté de Médecine. Nos maîtres ont guidé nos efforts dans le domaine des sciences médicales, nous ont initié à ces satisfactions intérieures si nécessaires à l'idéal qui constitue l'incomparable apanage de notre profession. Au cours de notre pratique, quand nous serons en face d'insuccès, nous chercherons un réconfort dans l'exemple de nos maîtres et la certitude du devoir accompli.

Ces sentiments, inspirés dès nos premières années par nos professeurs, atténuent quelque peu nos inquiétudes ; nous voulons affirmer ici notre reconnaissance envers ceux qui les ont dirigées, et dans les services desquels nous avons puisé les éléments de nos modestes connaissances.

A M. le professeur Haushalter, nous sommes heureux de présenter l'hommage de notre profonde gratitude. Au cours de ses magistrales cliniques nous avons admiré l'amplitude de ses conceptions, la hauteur de ses vues en matière de pathologie. Sa grande bonté envers ses petits malades, son art de causer avec eux, de les faire répondre, de leur inspirer confiance nous resteront toujours présents à l'esprit : ils savent ou pressentent que M. le professeur Haushalter les soigne non seulement avec toutes les ressources de sa science, mais avec celles de son cœur. Il nous a inspiré le sujet de cette thèse. Au cours de son élaboration il n'a jamais cessé de nous témoigner la plus grande affabilité ; il a dirigé nos recherches avec une inlassable patience. Nous conserverons de lui le souvenir du Maître vers lequel l'esprit se tourne dans les situations délicates, embarrassantes que présente notre profession. Qu'il nous permette de l'assurer de notre reconnaissance la plus profonde.

Nous saluons d'un souvenir ému la mémoire des professeurs Schmitt et Spillmann.

MM. les professeurs Bernheim, Gross, Weiss, Herrgott, Etienne, dont nous avons suivi les cliniques, furent pour nous de précieux guides dans la compréhension du malade et l'interprétation des symptômes observés. Nous leur adressons, ainsi qu'à tous nos Maîtres de la Faculté de Médecine de Nancy, nos remerciements les plus respectueux pour le brillant enseignement dont nous nous sommes efforcé de profiter.

Que M. le professeur agrégé Fruhinsholz nous permette de lui témoigner, tout particulièrement, notre vive reconnaissance pour l'enseignement qu'il a bien voulu nous donner à la Maternité où il fut notre initiateur dans l'art si complexe des accouchements.

Nous conserverons des conférences de propédeutique de MM. les professeurs agrégés Richon et Sencert le souvenir de leçons claires, précises, fécondes en résultats.

Au cours de nos études, nos amis ont été des compagnons dévoués, confidents de nos soucis et de nos joies ; des aspirations communes ont créé entre nous des liens que le temps ne fera que resserrer. Qu'ils soient assurés de tout notre attachement et de notre inaltérable amitié.

INTRODUCTION

Au cours de ces dernières années, une question s'est posée en France, avec une gravité qui n'échappe à personne et a pris l'une des premières places dans les préoccupations nationales : c'est le problème de la dépopulation. Tandis que les autres nations s'accroissent dans des proportions plus ou moins considérables, notre pays voit le nombre de ses habitants rester stationnaire. Il y a là un péril certain, une situation grosse de menaces pour l'avenir. Des hommes d'état, des philanthropes, des médecins éminents se sont émus de ce danger ; ils ont jeté un cri d'alarme qui eut en France un retentissement considérable. Des commissions furent formées afin d'examiner les moyens les plus propres à enrayer le mal ; elles comprenaient les hommes les plus compétents aussi bien en matière économique, sociale, que scientifique. Elles étudièrent la question sous tous ses aspects. Il en résulta un mouvement d'opinion général en faveur d'un changement à apporter à cet état de choses. La grande presse, les plus hautes personnalités proclamèrent l'intérêt qu'elles portaient à un problème aussi angoissant ; des initiatives généreuses se firent jour ; le gouvernement prit des mesures en vue de la protection de la première enfance et, tout récemment, le Président du Conseil des Ministres, qui présidait le 21 juin 1913, à la Faculté de Médecine de Paris, l'assemblée générale de la Pouponnière, institut de puériculture, signalait l'importance vitale de la protection de l'enfance malade et, après avoir loué les efforts faits par les administrateurs et les médecins il s'écriait :

— *Je m'efforce de développer mon pays en développant et en assurant la défense nationale ; or, votre œuvre touche de trop près à cette question pour que je ne vous promette pas mon concours le plus entier.*

Néanmoins, nous pouvons nous rendre compte aujourd'hui que ces premiers efforts n'aboutirent pas à des résultats sensibles, parce que les facteurs de la dépopulation restent entiers, que la population paraît vouloir demeurer dans l'état de lamentable stagnation qui menace d'enliser la nationalité française.

Notre attention a été attirée sur cette question de pressante actualité et d'intérêt primordial au cours de notre dernière année d'études. Aussi nous proposons-nous, dans cette thèse inaugurale, après avoir démontré l'importance de la mortalité du premier âge, d'étudier les conditions générales de la lutte entreprise en vue d'enrayer cette mortalité et, tout particulièrement, ce que l'on a fait à la Pouponnière de la Clinique Médicale Infantile de l'Hôpital Civil de Nancy.

Dans un premier chapitre, nous exposerons :

a) Les facteurs généraux de la dépopulation ; parmi ceux-ci nous retiendrons seulement la mortalité de la 1re année ;

b) Comment on s'organise en France, et à l'étranger, en vue de la protection des nourrissons malades ;

c) Nous examinerons l'état de cette question pendant ces dernières années et les opinions les plus autorisées à ce sujet.

Dans notre second chapitre, nous décrirons ce qui a été entrepris à Nancy depuis l'installation de la nouvelle pouponnière ; nous en indiquerons l'agencement, le fonctionnement, les affections ou états morbides que l'on y rencontre le plus fréquemment.

Notre troisième chapitre exposera les résultats obtenus.

Enfin, dans un quatrième chapitre, nous établirons nos conclusions, et nous nous efforcerons de mettre en lumière les lacunes qui restent à combler, les desiderata demeurant à formuler.

Nous nous estimerons largement récompensé si ce modeste travail avance d'un pas les connaissances acquises dans l'art de soigner les tout-petits, et si les faits exposés peuvent servir à conserver au Pays des vies humaines.

CHAPITRE PREMIER

§ 1. — Principaux Facteurs de la dépopulation

La dépopulation reconnaît des causes essentielles, d'autres accessoires.

Les causes essentielles sont, suivant nous :

1° La faible natalité française actuelle ;

2° La mortalité excessive qui frappe l'enfance du premier âge.

C'est ce que Waldeck-Rousseau traduisait en disant : « En France, on ne naît pas assez, et on meurt trop. »

La faible natalité de ces dernières années, constamment en décroissance, accidentelle ou voulue, sort du cadre que nous nous sommes imposé, et que nous résumerons ainsi : Étant donné qu'il naît très peu d'enfants, il est indispensable de chercher à en garder le plus grand nombre possible ; pour cela, il convient d'étudier les moyens de protection les plus efficaces. C'est pourquoi nous nous occuperons uniquement, ici, de la mortalité infantile au cours de l'année qui suit la naissance.

Parmi les causes accessoires de la dépopulation, nous nous contenterons de signaler les progrès incessants de l'alcoolisme, de la tuberculose, l'exode des campagnes vers les villes, parce que nous aurons à revenir sur certains de ces points.

§ 2. — Mortalité infantile

Balestre et Giletta de Saint-Joseph, après des recherches minutieuses sur la mortalité infantile ont établi les résultats statistiques suivants :

En France, sur 1.000 individus qui succombent, 160 sont des enfants de 0 à 1 an.

C'est là une proportion considérable ; or, ce n'est qu'une moyenne, résultante des chiffres fournis par tout le pays. Dans certaines villes, les décès atteignent un taux beaucoup plus élevé ; mais il ne faudrait pas croire que celui-ci fut nécessairement fonction de la densité de la population urbaine : à Paris, du 3 novembre au 4 décembre 1912 il est né 5.522 enfants vivants ; il est mort pendant la même période 541 nourrissons de o à 1 an, proportion bien inférieure à la moyenne.

Quoiqu'il en soit, les moindres de ces chiffres sont encore effrayants ; mais examinons les causes de tels ravages.

Balestre et Giletta de Saint-Joseph ont montré que, sur 1.000 enfants décédés de o à 1 an :

384,70 sont morts de gastro-entérite ou diarrhée ;

147,29   —   d'affections des voies respiratoires ;

170,76   —   de débilité congénitale ;

24,72   —   de tuberculose ;

49,61 sont morts de maladies contagieuses ;

222,92 — d'autres affections non énumérées plus haut (syphilis, etc.).

De ce tableau, se dégage un fait brutal : les affections du tube digestif sont de beaucoup les plus meurtrières (384,70 décès pour 1.000). Encore ce chiffre est-il une moyenne, car suivant les villes et les années, on trouve des nombres bien plus considérables, à tel point parfois qu'ils touchent à l'invraisemblance ; ainsi :

De 1892 à 1897, à Bordeaux, la mortalité due aux affections gastro-intestinales fut de 444,17 pour 1.000. A Rennes 574 pour 1.000. A Dijon 584 pour 1.000. Enfin, à Troyes (année 1892) 757 pour 1.000 !

Si nous cherchons à analyser les éléments de cette cause de mortalité, nous voyons, avec Budin, que l'allaitement artificiel doit être incriminé comme le déterminant primordial des affections du tube digestif ; la mortalité des enfants nourris au biberon est toujours au moins triple ou quadruple de celle des enfants nourris au sein ; et le fait atteint son maximum pendant les fortes chaleurs.

Ainsi à Paris, pour les mois d'août et septembre, on obtient en moyenne les résultats suivants :

Août.....
Décès d'enfants nourris au sein 36.
Décès d'enfants nourris au biberon 268.

Septembre
Décès d'enfants nourris au sein 105.
Décès d'enfants nourris au biberon 818.

Un autre élément se rapportant à l'alimentation du nourrisson, et par conséquent à la mortalité due aux affections gastro-intestinales, réside dans le fait que l'alimentation artificielle, tout en n'ayant jamais la valeur de l'alimentation naturelle, est cependant moins néfaste si elle est dirigée, surveillée par le médecin. C'est ainsi qu'à Paris, à la Consultation de la Charité, Budin et Maygrier n'ont pas eu de décès par gastro-entérite de 1892 à 1902 ; la Consultation de la Clinique Tarnier a donné les mêmes résultats, ainsi que celle d'Andérodias à Bordeaux. La surveillance hebdomadaire minutieuse du nourrisson par le médecin permet donc de pallier aux conséquences de l'alimentation artificielle.

Depuis longtemps les chiffres que nous venons d'exposer étaient connus des médecins qui ne pouvaient que déplorer un tel état de choses ; et la situation s'aggravant, de toutes parts on décida de s'occuper des nourrissons, bien portants ou malades. En général les initiatives privées vinrent largement en aide à l'Etat dans cette lourde tâche. On créa petit à petit des crèches, des garderies d'enfants pour les sujets sains, des pouponnières pour les malades.

Il ne faut pas confondre ces deux expressions : crèches et pouponnières ; elles ne sont pas équivalentes ; les crèches ou garderies d'enfants sont des locaux municipaux ou privés, où les jeunes mères travaillant à l'atelier peuvent, moyennant une rétribution très minime, conduire leur enfant, qui ne sera pas abandonné à lui-même pendant l'absence maternelle.

A Nancy, nous appelons poupon le nourrisson de moins d'un an ; par extension, la pouponnière sera la partie de

la Clinique de Médecine Infantile réservée à ces poupons ;
ce peut donc être une simple salle ; mais à Nancy c'est tout
un corps de bâtiment bien distinct. A la Pouponnière, on
ne soigne que des enfants malades. Il n'y a donc aucune
comparaison à établir entre les pouponnières comprises
dans ce sens et les crèches ou garderies, dont l'enfant est
exclu au premier symptôme d'une affection quelconque.

§ 3. — Développement des pouponnières

Notre intention étant de consacrer cette étude à ce que
l'on a fait à Nancy, nous ne ferons qu'indiquer sommairement ce qui existe en France et à l'étranger, d'après des
documents divers parmi lesquels nous signalerons particulièrement ceux du Dr Heisch.

Les premières pouponnières répondant à la définition
que nous venons de donner de ce mot, datent d'une dizaine
d'années environ.

En France : à Paris, nous trouvons des services de poupons dans plusieurs hôpitaux, par exemple aux Enfants-
Malades, à la Maternité, à l'Hôpital Hérold.

Aux Enfants-Malades, l'un des services comprend trois
salles ; l'une réservée aux poupons atteints de broncho-
pneumonie ; une autre, à ceux que l'on nourrit artificiellement ; la troisième, aux enfants accompagnés de leur
mère. Il y a 27 lits, 4 nourrices et 8 infirmières ; la mortalité y est de 4o %. Un second service comprend 21 lits
et 2 boxes. Comme on peut isoler les contagieux la mortalité n'est que de 23 % environ.

A la Maternité, nous trouvons une salle de 15 lits et
4 boxes d'isolement, pour les enfants allaités par leur
mère ; une autre salle, pour les enfants non accompagnés
par leur mère, est composée de boxes où l'on met deux
à trois poupons. Ceux-ci sont allaités par 14 nourrices.

Mais l'installation la plus perfectionnée est sans contre-
dit celle de l'Hôpital Hérold, entièrement disposée suivant
le système des boxes ; dans l'un des services (Lesage) le
boxe ne contient qu'un enfant ; de la sorte, on peut réunir dans la même salle des maladies contagieuses
diverses, sans aucun danger. Dans le second service
(Barbier) les boxes contiennent 2 lits ; 6 boxes indivi-
duels reçoivent la mère et l'enfant. On ne pénètre pas dans
les boxes sans revêtir une blouse stérilisée ni s'aseptiser les
mains. Aussi, en 1908, la mortalité y était-elle de 10 % seulement, pour les enfants accompagnés de leur mère. Voici
d'ailleurs les résultats statistiques de Barbier pour ces
quatre dernières années :

1° Enfants nourris au biberon :

		1909-1910-1911-1912			
Maladies générales	Entrées	183	188	84	121
	Décès .	70	62	28	47

Mortalité globale : 35 %.

		1909-1910-1911-1912			
Atrophies, dyspepsies et entérites	Entrées	67	72	59	61
	Décès .	33	26	25	24

Mortalité globale : 41 %.

2° Enfants nourris au sein :

	1909	1910	1911	1912
Entrées	36	57	33	46
Décès .	11	19	8	8

Mortalité globale : 26,6 %.

En province, plusieurs hôpitaux sont munis de pouponnières ; citons ainsi le Service des Poupons de Lyon, celui de Montpellier ; de grands progrès ont été réalisés à Bordeaux par le professeur Moussous, qui a créé une pouponnière conçue suivant les règles strictes de l'hygiène.

A ces établissements administratifs, nous en ajouterons quelques autres, dus à l'initiative privée ; c'est, par exemple, la pouponnière-asile de convalescence pour nourrissons débiles de Médan, installée par M. G. Mesureur, directeur de l'Assistance publique, dans la demeure d'Emile Zola. Du 15 mars 1910 au 1er janvier 1913, on y a enregistré 200 entrées et 48 décès soit une mortalité globale de 24 %, due principalement aux affections contagieuses (25 décès sur 48, dont 23 cas de rougeole).

La pouponnière modèle de Dijon est toute récente. Celle de Porchefontaine date de 22 ans. Un autre établissement qui donne de bons résultats est le Pouponnat du Nouzet, créé à Montgeron par la duchesse douairière d'Uzès.

Mentionnons enfin la Société Protectrice de l'Enfance, de Lyon ; la Pouponnière Fénelon-Charles de la Société de charité maternelle de Paris ; la Pouponnière Pierre-Budin du docteur Poupault à Dieppe, etc.

Ces services de nourrissons, bien que témoignant d'un effort considérable, n'ont cependant qu'une importance minime relativement aux œuvres telles que consultations de nourrissons, gouttes de lait, etc..., visant à conserver la santé de l'enfant.

Au cours de ce travail, nous verrons ce qui existe à Nancy.

Étranger

En Allemagne, « l'Hôpital des Enfants Malades de l'Empereur et de l'Impératrice Frédéric » présente, d'après le Dr H. de Rothschild, un grand souci de la vie de l'enfant, et une vigilance de tous les instants. Il comprend une seule salle contenant 20 à 25 berceaux ; l'alimentation est artificielle et le lait fourni par une laiterie modèle.

Lindenburg, près de Cologne, possède un service de 50 lits en trois salles, analogues à celles de l'Hôpital Hérold à Paris.

La Pouponnière de la « Krankenhausanstalt » de Dusseldorf constitue un établissement modèle; 25 à 30 poupons sont répartis en petites salles ; leurs selles sont examinées au microscope quotidiennement, et les modifications alimentaires en rapport avec cet examen sont effectuées aussitôt, l'hôpital comprend une annexe avec une vacherie de ferme modèle contenant 12 vaches, tuberculinisées et traitées aseptiquement.

A Francfort - sur - le - Mein, la « Stadtsliches-Krankenhaus » comprend trois salles de poupons, de douze lits chacune. Ce service est installé suivant toutes les règles modernes de l'hygiène infantile.

Enfin, l'Institut de l'Impératrice Augusta-Victoria a été fondé sur l'initiative de l'Impératrice d'Allemagne en 1909. C'est non seulement un hôpital d'enfants malades.

mais une école de puériculture où l'on forme ce que les Allemands nomment « lady-nurses » et « gardes pour nourrissons ».

Nous aurons, plus loin, à revenir sur ce genre d'établissement à propos de la formation du personnel des pouponnières.

En Russie, les services de poupons ont été installés avec un souci de l'hygiène, un confort et un soin dignes du vif éloge qui leur a été décerné par le Dr Henri de Rothschild au retour de sa mission scientifique dans ce pays. Il concluait que les établissements qu'il avait visités en Russie surpassaient tout ce qu'on peut rencontrer dans les autres capitales de l'Europe.

Citons parmi ces services modèles : l'Hôpital des Enfants malades du prince d'Oldenbourg, à Saint-Pétersbourg ; dans la même ville l'Hôpital des Enfants trouvés mérite une mention spéciale relativement à sa parfaite organisation en plusieurs services : le premier pour les prématurés ; le second destiné à recevoir les poupons atteints d'affections légères : bronchites, diarrhées, etc. ; le troisième reçoit les pneumonies, broncho-pneumonies, entérites graves, syphilis. Nous n'entrerons pas dans plus de détails ; ils sont exposés dans un autre travail auquel il est facile de se reporter ([1]).

L'Hôpital des Enfants Madame Elisabeth observe les méthodes scientifiques les plus rigoureuses ; une vacherie modèle est attachée à l'établissement.

En Italie, quelques pouponnières existent, par exemple

---

(1) Thèse du docteur Heisch : *Le poupon malade à l'hôpital.* Nancy 1910.

à Rome, à Bologne. Mais à Rome on est plus partisan de la cure d'air que du système des boxes.

A Montevideo (Uruguay) existe une pouponnière modèle qui, en 1906, reçut 710 enfants ; il en mourut 94 ; la mortalité y est donc de 13.20 % seulement.

ÉTAT ACTUEL DE LA QUESTION DES POUPONNIÈRES

Tous les services hospitaliers et tous les établissements privés qui contiennent des pouponnières ne donnent pas de résultats semblables ; beaucoup d'entre eux sont fondés depuis trop peu de temps pour que l'on puisse s'inspirer utilement de ce qu'ils ont fait. On ne peut, en effet, se baser uniquement sur des statistiques de mortalité ; celles-ci sont élastiques et donnent des chiffres très divers suivant la manière dont ils sont groupés ; c'est l'avis du professeur Barbier lorsqu'il fait remarquer qu'il faut tenir compte des malades que l'on amène mourants à l'hôpital, ou dans un état tel qu'ils succombent dans les 24 ou les 48 heures.

Cependant, depuis que les pouponnières existent, il y a certains faits qui se sont manifestés partout, certaines conséquences qui se sont constamment reproduites, s'érigeant en axiomes scientifiques. Citons notamment le danger de l'élevage en commun, la nécessité de l'isolement des contagieux, celle de l'examen fréquent des selles, etc.

Mais à part ces questions au sujet desquelles tout le monde est d'accord, beaucoup d'autres points divisent les spécialistes et donnent naissance à de vives controverses. Notre objet n'est pas d'entrer dans le détail de ces discussions ; nous nous contenterons d'exposer les principales opinions émises au sujet du séjour des enfants dans les pouponnières.

M. le professeur Haushalter est partisan de ces établissements, moyennant certaines conditions pour la réalisation desquelles il faudrait se montrer intraitable :

1° Envisager une pouponnière comme un hôpital d'enfants malades, et non une garderie ;

2° En conséquence, n'y accepter que des enfants réellement malades, et non de malheureux petits êtres dont la mère cherche à se débarrasser pour acquérir plus de liberté ;

3° N'accepter que des enfants susceptibles d'être améliorés, après un premier examen succinct ;

4° Rendre les enfants aussitôt qu'ils sont guéris, ou sérieusement améliorés ;

5° Favoriser autant que possible l'allaitement maternel, ou tout au moins tâcher d'obtenir que les mères viennent deux ou trois fois par jour allaiter leur poupon malade.

Développons quelque peu les raisons de ces propositions :

1° et 2° Trop souvent des mères viennent à la consultation et supplient le médecin de donner à leur enfant un billet d'entrée, accusant des symptômes vagues, et difficiles à contrôler dans le brouhaha d'une salle de consultation. A tout hasard le billet d'entrée est délivré, et voici dans la place un enfant sain dont la mère a simplement voulu se débarrasser temporairement ! Nous croyons volontiers que la presque totalité des mères n'envisagent pas la pouponnière comme un moyen détourné et légal d'abandon, de débarras définitif des enfants, mais nous avons vu personnellement des femmes amener un enfant sain, donner une fausse adresse pour qu'on ne puisse leur rendre le poupon rapidement, partir en voyage, et revenir chercher l'enfant quinze jours après, au moment où il était atteint de broncho-pneumonie contractée de toute évidence à la pouponnière.

On conçoit qu'il faut s'efforcer d'écarter ces simulations; et ce n'est pas toujours aisé ;

3° M. le professeur Haushalter voudrait qu'on pût examiner sommairement les poupons et qu'on ne laissât entrer que ceux qui peuvent visiblement retirer quelque bénéfice des soins dont ils vont être l'objet. Il est certain qu'on nous amène trop souvent des athrepsiques parvenus au dernier degré de la cachexie ; des diarrhéiques mourants, des broncho-pneumoniques qui asphyxient. La mère désolée nous supplie de les prendre et... on les accepte, alors que de toute évidence on ne peut rien pour eux. Il faudrait les refuser impitoyablement, par raison, mais comment les refuser !

Des sentiments d'humanité ne permettent pas de fermer la porte à d'aussi profondes misères et, souvent, de désespoir réel.

Doit-on pouvoir dire que nous n'avons rien voulu faire et, plus encore, que nous ne pouvons rien faire ? Alors les mères d'enfants malades désapprendraient le chemin de la Pouponnière ;

4° Rendre à leur mère les enfants guéris ou améliorés paraît tout simple ; nous verrons qu'il n'en est pas toujours ainsi ;

5° Les femmes du peuple, mères de nos poupons consentent en général facilement à venir les allaiter, même au

prix de plusieurs voyages à pied ou non. Certaines d'entre
elles se sont montrées admirables à ce point de vue. D'ailleurs on leur facilite cette tâche à la Pouponnière en les
faisant participer au travail du personnel, quand c'est possible. Elles sont alors sur place.

Au cas où elles manquent de lait, on complète par le
biberon, en instituant ainsi l'alimentation mixte ; mais
souvent les mères travaillent en atelier et ne peuvent, ou
ne veulent se déranger.

A côté de ces conditions que M. le professeur Haushalter
considère comme essentielles il en est d'autres qu'il a réalisées dans son service, comme l'isolement des fiévreux,
la présence des selles auprès de chaque berceau, la terrasse d'insolation pour les cures d'air profitables aux mieux
portants des poupons, etc... Nous reviendrons sur ces
points au cours de ce travail.

Cette question de l'alimentation, jointe à celle du traitement en commun, soulève des objections sérieuses de la
part de plusieurs puériculteurs. M. le professeur Variot fait
remarquer que les pouponnières ne doivent occuper
qu'une place restreinte dans l'élevage infantile.

« Il ne faut pas oublier, dit-il, qu'elles sont après.tout
des internats dans lesquels il est à peu près impossible
d'allaiter naturellement les bébés, et que le lait de la
femme seul peut lutter contre les conditions générales
d'insalubrité qui résultent de l'agglomération d'enfants
très jeunes, surtout en hiver où l'on ne peut mettre les
berceaux au grand air. »

Il conclut ainsi :

« En dernière analyse les pouponnières constituent des
œuvres qui présentent un intérêt réel et qui, sans échap-

per à certaines critiques n'en sont pas moins susceptibles de rendre de réels services. Edifiées et installées dans un esprit de constante économie, bien surveillées médicalement, pourvues d'un personnel instruit et discipliné, elles pourront fonctionner utilement. »

L'avis du directeur de la pouponnière de Porchefontaine leur est plus favorable, il résume son opinion dans cette phrase :

« Lorsqu'une mère se trouve dans la pénible nécessité de se séparer de son enfant, le mode d'élevage qui offre le plus de sécurité, c'est l'élevage dans une pouponnière. »

Il s'agit ici, bien entendu, d'élevage d'enfants malades.

M. le professeur Andérodias, de Bordeaux, cite les pouponnières comme étant des établissements qui rendent d'immenses services.

Le Dr Porak, dans un rapport sur les pouponnières au Comité de protection de l'enfance, émet les conclusions suivantes :

« Le principe qui doit dominer l'installation des pouponnières est que le nombre des enfants qu'on y reçoit doit être peu élevé. L'hospitalisation d'un grand nombre d'enfants en rend la surveillance pour ainsi dire impossible et accroît dans une proportion considérable les dangers de la contagion. Les locaux occupés en permanence par des enfants s'infectent d'autant plus facilement et d'autant plus gravement que l'agglomération de ces enfants y est pour ainsi dire plus serrée. La gastro-entérite en été et la broncho-pneumonie en hiver sont les maladies les plus communes du premier âge ; elles prennent souvent un caractère épidémique dans les pouponnières et on se défend très difficilement contre elles. Elles ont les plus grandes affinités avec les affections purulentes et les éruptions cutanées. »

Le docteur Porak pense que les pouponnières doivent présenter trois divisions.

La première sera destinée aux nourrissons entrants ; ils y subiront un stationnement pendant lequel on les observera (c'est le lazaret, à Porchefontaine). La deuxième division, celle des enfants bien portants devra compter un très petit nombre de berceaux, 25 à 30 au plus. La troisième division celle des malades, abritera chaque enfant dans un boxe séparé.

Le professeur von Mettenheimer, de Francfort-sur-le-Mein se montre partisan des pouponnières et s'efforce de créer l'isolement par boxes au moyen de paravents mobiles en bois, recouverts de toile lavable ; car, déclare-t-il :

« L'isolement par boxe est très cher et très difficile à aménager. »

Le professeur Concetti, de Rome, préconise la cure d'air de préférence à l'isolement par boxes.

Le professeur Comba, de Bologne, est partisan des boxes.

A Montevideo, le docteur Luis Morquio souligne le peu de mortalité qui affecte la pouponnière qu'il dirige ; mais il fait très loyalement ressortir que ce résultat est dû, en partie, aux bonnes conditions climatériques du pays, et à l'allaitement au sein, de règle dans cette région.

Les médecins belges attachent une grande importance à la nature de l'alimentation artificielle ; ils se montrent très favorables à l'emploi du babeurre qu'ils considèrent comme une arme puissante pour combattre la mortalité infantile. (Docteur Séverin, père, *Revue Belge de Puériculture*, 25 décembre 1912.)

Nous voyons, par ce rapide exposé de quelques opinions de praticiens documentés et compétents, que les pouponnières recueillent des adhésions formelles, et que les critiques formulées à leur endroit n'empêchent point leurs auteurs d'admettre leur utilité.

Dans cet ordre d'idées, nous nous proposons maintenant d'étudier le fonctionnement de la pouponnière de l'Hôpital de Nancy ; nous examinerons successivement :

a) Ce qu'était la pouponnière de 1901 à 1910 ;

b) Les raisons qui militaient en faveur de la création d'un établissement nouveau ;

c) Le fonctionnement de ce service ;

d) Les résultats obtenus ;

e) Les desiderata qu'il présente.

Nous désirons, somme toute, montrer ce qu'était l'ancienne pouponnière ; ce qu'est la nouvelle ; ce qu'elle devrait être.

CHAPITRE II

§ 1. L'ancienne pouponnière de Nancy

Nous ne pouvons faire mieux, pensons-nous, pour montrer ce qu'était autrefois le service des poupons à la Clinique médicale infantile de l'Hôpital de Nancy, que de laisser la parole au Dr Heisch, qui en fit l'objet de sa thèse. Voici la description qu'il en donne :

« Jusqu'en 1901, les poupons étaient soignés au pavillon Virginie-Mauvais dans les salles où étaient hospitalisés les autres enfants, qui y sont reçus jusqu'à 12 ans. Ce n'est qu'à partir de cette date qu'une salle servant alors de dortoir aux religieuses, leur fut spécialement réservée. Elle est située dans le pavillon même, entre les deux salles des garçons et des filles. Cette salle a comme dimensions 7^{m}50 de longueur, 4 mètres de largeur, 5 mètres de hauteur, soit un cubage de 150^{m3}. L'on y accède par une porte donnant sur le couloir reliant les deux autres salles du service. Elle est éclairée par une vaste fenêtre de 4 mètres de hauteur sur 2^{m}50 de largeur, située au nord, n'apportant donc jamais le moindre rayon de soleil. Le linge destiné aux poupons, simplement lessivé et repassé, est rangé dans une armoire située dans un des angles de la salle, qui contient huit berceaux, séparés l'un de l'autre par un espace de o^m5o environ. Les berceaux sont en fer, bien stables, munis d'une flèche destinée à soutenir un rideau de tarlatane pouvant entourer complètement la couchette, et ces rideaux qui, ailleurs, seraient impitoyablement proscrits, sont conservés ici, car ils forment une barrière bien faible, mais la seule qui existe, entre le petit malade et ses voisins. Du reste, ils sont changés avec chaque nouvel occupant et ne resservent plus. Pour les cas très graves cependant, broncho-pneumonie aiguë, choléra infantile, un paravent en toile cirée entoure le berceau et l'isole ainsi, le moins mal possible, dans un coin de la salle. A la flèche est suspendue une ardoise sur laquelle on inscrit, tous les cinq jours environ, le poids de l'enfant. Il serait à désirer que les enfants soient pesés plus souvent. Mais il sera facile de voir que ce travail ne peut être effectué dans les conditions actuelles, étant donnée l'insuffisance du personnel attaché aux poupons. Les pesées sont faites au moyen d'une balance pèse-bébé qui se trouve dans la salle. La feuille de température dans un cadre de métal, est attachée à la partie antérieure du berceau.

Chaque petit malade a un cube d'air de 18^{m3} environ, ce qui est notoirement insuffisant, et pour la nuit, la situation s'aggrave encore du fait que l'infirmière couche dans la salle, et de plus, j'ai vu plusieurs fois, pendant le dernier hiver, le nombre des berceaux, devenu insuffisant, s'augmenter d'une ou deux corbeilles en osier, ce qui diminuait encore le cubage d'air, à une époque où la bonne aération est justement le plus difficile à obtenir par crainte des refroidissements.

Une couverture de laine et un duvet recouvrent le poupon dans le berceau. C'est l'électricité qui fait les frais de l'éclairage artificiel, et un fourneau à bois chauffe la salle pendant la saison froide, quelquefois même en été, étant donné la mauvaise exposition du local. Une table supportant : une boîte à poudre commune, quelques thermomètres placés dans un même récipient, un oreiller recouvert d'une toile imperméable, et servant à emmailloter les enfants, fait aussi partie de l'ameublement. Enfin il existe dans la salle un réservoir lavabo en faïence, alimenté par deux robinets, l'un d'eau chaude l'autre d'eau froide, ce qui permet au personnel de prendre les soins de propreté désirables, après s'être occupé d'un enfant et avant de se consacrer à un autre : la cuvette est assez spacieuse pour pouvoir y baigner les poupons, ce qui est une condition excellente, perdue malheureusement parmi une foule d'imperfections. Le parquet est recouvert d'un linoléum, et une peinture claire facilement lavable, revêt les murs dont les coins sont arrondis. Les hypotrophiques et les prématurés à température inférieure à la normale ne sont point mis en couveuse ; ils sont réchauffés au moyen de feuilles de ouate dont on les enveloppe complètement, et de boules d'eau chaude.

Il n'y a pas de consultation spéciale pour les poupons malades, et on les reçoit aux mêmes heures que les enfants plus âgés, ce qui ne présente pas du reste un grave inconvénient.

Il me faut signaler un dispositif particulier du Pavillon Virginie-Mauvais ; une large terrasse cimentée est située sur sa façade ouest, où l'on peut exposer par les beaux jours, les berceaux, ce qui constitue une sorte de cure d'air ;

ils sont placés sous une tente qui les préserve des rayons
trop vifs du soleil, tout en les faisant participer à leur chaleur revivifiante, et jusqu'à un certain point microbicide.
Les poupons respirent un air plus pur, moins chargé de
germes pathogènes, et pendant ce temps, il peut être procédé à un nettoyage complet de la salle où ils se trouvent
en temps ordinaire.

Malheureusement, ils se trouvent mêlés aux autres
petits malades plus âgés du service, qui viennent prendre
leurs ébats sur cette même terrasse. Malgré cet inconvénient cependant, la mortalité est bien moindre en été,
alors qu'on peut exposer les berceaux à l'air, et l'encom-
brement même, n'a plus les effets désastreux que l'on
observe en hiver. Ainsi dans la période comprise entre le
20 mai et le 8 de ce mois de juin 1910, pendant laquelle
les berceaux ont pu être sortis au dehors, 7 enfants ont été
reçus à la pouponnière, et à la date du 20 mai, cinq déjà
étaient hospitalisés ; or, de ces douze enfants, un seul est
mort, de gastro-entérite ; quatre sont sortis et les sept
autres sont vivants. Cette simple remarque prouve la
nécessité et les bienfaits de la cure d'air, car en hiver,
jamais pareil résultat n'aurait pu être enregistré, résultat
qui n'est évidemment pas dû au seul hasard.

Le personnel infirmier se compose d'une sœur, dont le
dévouement est au-dessus de tout éloge, chargée elle-
même de la salle des filles qui compte 13 lits ; une infirmière lui est adjointe qui doit s'occuper aussi des deux
services. Est-il besoin d'insister sur l'insuffisance flagrante
de ce personnel ? et la meilleure volonté se heurte forcé-
ment à une besogne dépassant la mesure des forces.

L'allaitement artificiel est presque exclusivement

employé : la principale raison est que les enfants arrivent,
ou sevrés, ou n'ayant jamais été nourris au sein. Il n'y a
pas de nourrices à demeure et les mères ne sont pas hospitalisées dans le service ; celles qui le peuvent, et c'est
l'infime minorité, viennent deux ou trois fois par jour
donner le sein à leur enfant, dont l'alimentation est com-
plétée par du lait de vache; mais cet allaitement mixte est
si peu appliqué qu'il suffit d'en faire mention, pour mémoire, sans chercher à en tirer des conclusions pratiques.
Le lait destiné aux poupons est fourni par une des vaches
de l'étable de l'Hospice des Vieillards de Saint-Julien, situé
à quelques centaines de mètres de la pouponnière ; cette
vache a une alimentation spéciale, et sa nourriture et les
soins qui lui sont donnés sont contrôlés par le personnel
médical des poupons. Le lait, apporté tous les matins, aussitôt après la traite, est immédiatement stérilisé, suivant
la méthode de Soxhlet ; il y a quatre appareils pour la pouponnière.

Personne n'est spécialement chargé de la préparation du
lait et des biberons, et c'est encore la sœur du service qui
assume le soin de cette préparation qui se fait dans une
petite cuisine, non destinée à ce seul usage. Le lait stérilisé est conservé dans un local, sorte de débarras contenant
une baignoire, et qui n'offre peut-être pas toutes les garanties de propreté méticuleuse désirables ;

La statistique que l'on trouve dans le premier chapitre
de cette thèse, et qui donne une mortalité de 74 % pour
les mois de décembre 1909, janvier, février et mars 1910,
dira assez tout ce qu'il y a à réformer dans ce service
insuffisant comme locaux et comme personnel, desiderata
que j'exposerai plus loin. Cette double insuffisance est la

pierre d'achoppement trop souvent inévitable, et que nous
aurons l'occasion de retrouver dans bon nombre d'établissements que nous allons visiter. »

Tel est l'exposé du Dr Heisch, décrivant ce qui existait
à Nancy en juin 1910. Depuis, un nouveau service a été
créé ; nous allons en entreprendre la description, et avons
crû bien faire en l'accompagnant de plans et de photogra-
phies pour en rendre la compréhension plus facile.

§ 2. La pouponnière actuelle

Les conditions générales qui présidaient au fonctionnement de l'ancienne pouponnière étaient tellement défectueuses que l'on y observait une mortalité de 74 %. Dans
l'exposé précédent, relevons particulièrement les points
suivants :

1° Insuffisance du volume d'air individuel nécessaire ;

2° Non isolement des contagieux ;

3° Absence des dépendances indispensables (cuisine,
séchoir, etc.) ;

4° Mauvaises conditions de la cure d'air ;

5° Personnel insuffisant.

C'est le désir d'améliorer (sinon de supprimer) cette
situation qui a servi de guide à l'installation actuelle de la
pouponnière.

Elle occupe tout le premier étage d'un bâtiment dont le
rez-de-chaussée est réservé aux consultations de chirurgie
et de médecine infantiles. Elle se divise en deux parties :
(fig. 1) pouponnière proprement dite et terrasse d'hélio-
aérothérapie. Examinons successivement ces divisions.

A). LA POUPONNIÈRE PROPREMENT DITE.

C'est un pavillon rectangulaire mesurant 22 mètres de longueur sur 8^m5o de largeur. On y accède par un escalier communiquant à la fois avec l'extérieur et avec la salle de consultation de médecine infantile ; arrivé au premier étage on se trouve dans un corridor qui parcourt la pouponnière d'un bout à l'autre, en en faisant communiquer les différentes parties. Le bâtiment a une façade exposée nettement au sud. Sa façade nord borde la rue, tandis que sa façade sud est tournée vers le Pavillon Virginie-Mauvais, dont cependant une distance suffisante la sépare pour que l'ombre portée par le Pavillon n'atteigne par la pouponnière ; ce point a son importance, car les baies vitrées de la salle commune font partie de cette façade sud.

La pouponnière comprend :

Une salle commune :

Une salle d'isolement ;

Une cuisine et un cabinet de débarras ;

Une salle spéciale destinée à différents travaux ;

Un local réservé à la sœur du service ;

Un cabinet pour l'interne ;

Un vestibule.

Le plan ci-contre (A) montre l'ensemble de ces locaux.

La pouponnière est reliée téléphoniquement à la loge du concierge de l'hôpital, et, par son intermédiaire, avec le Pavillon des Enfants ou tout autre service. Elle communique donc avec la ville et l'hôpital par le téléphone.

Supposons que nous visitons l'établissement et décrivons-en successivement les différentes parties.

3

Nous avons dit qu'un corridor traverse la pouponnière dans toute sa longueur. Ce corridor aboutit à l'une de ses extrémités à la salle d'isolement des contagieux ; de sorte que ceux-ci peuvent y être apportés directement, sans passer par la salle commune. L'autre extrémité conduit à la salle commune, mais par l'intermédiaire d'une pièce dont nous reparlerons. Sur ce couloir donnent : la cuisine, le local de la sœur, le cabinet de l'interne, le vestibule.

LE VESTIBULE.

Ce n'est pas une pièce séparée, isolée, mais une sorte d'expansion du couloir, située entre le cabinet de l'interne et le cabinet de débarras. Lorsqu'une mère apporte un enfant, on l'introduit d'abord dans ce vestibule en attendant que le personnel vienne s'occuper du poupon ; en dehors des jours de visite, les mères ne peuvent pas, en effet, pénétrer dans la salle commune ou celle d'isolement. De même, lorsqu'un poupon bénéficie d'un allaitement mixte, que sa mère vient deux à trois fois par jour lui donner le sein, une infirmière apporte l'enfant jusque dans le vestibule et la tétée a lieu à cet endroit. Une banquette court le long du mur et permet aux mères de s'asseoir, de se déshabiller plus commodément. Trois personnes peuvent facilement y séjourner en même temps.

LA SALLE COMMUNE.

C'est une vaste pièce (fig. 2) mesurant 15 mètres de longueur, 4^m50 de largeur et 4 mètres de hauteur. Le volume d'air total est donc de 270^{m3} ; soit $33^{m3}750$ par poupon, en ne tenant pas compte de l'infirmière qui y dort la nuit.

Ses quatre faces ont été utilisées de la manière suivante :

L'une est occupée par de grandes baies vitrées (c'est la façade sud indiquée). Ces baies sont au nombre de cinq et mesurent 3 mètres de hauteur sur 1 mètre à 1^{m}50 de largeur. Ainsi, cette face est transformée en une grande verrière par où pénètrent à volonté l'air et la lumière. Intérieurement ces baies sont munies de stores ordinaires ; comme, par les fortes chaleurs, les rayons solaires pourraient n'être pas assez tempérés par ces stores, on en a disposé d'autres, extérieurement ; ce sont des claies de bois, c'est-à-dire un assemblage de fines lattes maintenues à une petite distance les unes des autres et dont l'indépendance relative permet l'enroulement lorsqu'on relève le store (fig. 1).

La paroi parallèle à celle que nous avons décrite est constituée par le mur de séparation de la salle commune et du couloir. C'est contre ce mur que sont alignés les berceaux (fig. 2).

Les deux autres petites parois comportent l'une, la porte donnant sur la cuisine et le couloir, puis une fenêtre ; l'autre, la porte donnant sur une salle spéciale, et au-delà, sur le couloir, et la porte de communication avec la terrasse d'insolation.

Cette salle, comme toutes les autres du service, est peinte au ripolin blanc bleuté; les angles en sont arrondis ; le parquet est ciré et composé de voliges juxtaposées ; l'éclairage artificiel est fourni par des manchons à incandescence, au gaz.

Le chauffage est assuré par deux poêles dans lesquels on brûle des boulets anthraciteux.

La salle commune contient huit berceaux si tant est qu'on puisse donner ce nom à de véritables petits lits de fer (fig. 3). Ils mesurent o^m90 de long, o^m5o de large et sont hauts de o^m90 ; la cage métallique contenant la literie est entourée d'une bande de coton blanc, à l'extrémité postérieure du berceau se dresse une flèche qui supporte des rideaux composés d'une simple bande de tarlatane ; c'est là un moyen de protection contre les diptères qui, malgré tous les soins, pénètrent dans les salles d'hôpital, et véhiculent de lit à lit des germes pathogènes ; ces rideaux ont aussi l'avantage (minime d'ailleurs) d'isoler quelque peu le poupon ; ils sont facilement remplaçables et ne constituent qu'une dépense légère.

Chaque berceau contient :

Un matelas de tampico (crin végétal) ;

Un matelas de crin ;

Deux draps :

Une toile cirée :

Deux oreillers ;

Une ou deux couvertures ;

Un édredon.

Chaque lit est muni, à sa partie antérieure, d'un cadre de bois passé au ripolin, dans les rainures duquel est glissée la feuille d'observation dont nous reproduisons ci-contre le fac-simile.

Au pied de chaque lit se trouve un récipient métallique en forme de marmite, ayant pour but de recueillir les langes imprégnées de fèces provenant de la nuit. Le chef de service se rend compte le matin, en ouvrant chaque récipient, de l'état des selles du poupon ; ainsi tenu au courant il peut utilement modifier l'alimentation et voir le lendemain l'effet produit. Ces récipients sont en fonte émaillée et munis d'un couvercle. Après la visite du matin, ils sont vidés de leur contenu, passés à l'eau bouillante et remis en place.

Chaque poupon est pesé tous les deux jours et son poids inscrit immédiatement sur sa feuille individuelle. On se sert pour ces pesées d'un pèse-bébé ordinaire.

L'ameublement de la salle commune comprend encore deux baignoires munies d'un robinet d'eau chaude et d'un autre d'eau froide. Elles sont surélevées de manière à ce que les poupons puissent y être facilement baignés.

Au milieu de la salle commune se trouve une longue table-buffet, peinte au ripolin, sur laquelle sont disposés les bocaux renfermant le coton pour les enveloppements, les thermomètres, etc... Des tiroirs placés au-dessous contiennent tout ce qui peut être utile : registre d'ordonnances, boîtes à poudre, abaisse-langues, tubes de vaccin, tubes à essais stérilisés pour recueillir des liquides de ponction ou du sang, etc... Au-dessous des tiroirs sont des placards où l'on a logé toute la lingerie.

Aux extrémités de cette table-buffet se trouvent deux petites tables mobiles dont chacune supporte un oreiller recouvert d'une serviette. C'est sur ces oreillers qu'on habille et déshabille les poupons, pour les laver, les baigner, ou lorsque le Professeur désire faire de l'un d'eux l'objet d'une conférence à ses stagiaires.

Enfin la salle commune est munie d'une fontaine-lavabo à eaux chaude et froide, et contient plusieurs petites chaises pour les poupons convalescents et qui ont déjà quelques mois.

Les lits étant suffisamment distants les uns des autres, il est facile, en cas de nécessité, d'intercaler entre eux des corbeilles ou des petits lits d'osier ; des berceaux sont tenus en réserve pour, au besoin, être placés dans les espaces vides qui ne manquent pas dans cette vaste salle, où dort une infirmière.

LA SALLE D'ISOLEMENT.

C'est une pièce de 5^{m}20 de longueur sur 4^{m}10 de largeur et 4 mètres de hauteur. Le volume total est donc de 85^{m3}280, soit 21^{m3}320 par poupon, toujours sans tenir compte de la présence nocturne de l'infirmière. Sa disposition est en tous points celle de la salle commune ; elle contient quatre petits lits. L'éclairage solaire lui arrive par une large et haute fenêtre exposée au sud, et munie comme celles de la salle précédente de stores intérieur et extérieur. La salle d'isolement contient aussi une baignoire, une fontaine-lavabo, un meuble spécial pour la lingerie.

Elle communique avec la cuisine et le couloir mais non avec la salle commune.

La salle d'isolement est chauffée, comme la salle commune, par un poêle où l'on brûle des boulets anthraciteux.

LA CUISINE.

C'est une pièce de 2^{m}35 de longueur sur 2^{m}30 de largeur et 4 mètres de hauteur. Elle comprend tous les instruments ou ustensiles destinés à la préparation des divers repas des poupons. Dans ce but, elle possède plusieurs stérilisateurs Soxhlets ; les biberons sont enfermés dans de grands bocaux de verre, à couvercle ; ils sont continuellement stérilisés et peuvent servir sans manipulations préalables. Il en est de même pour les tétines. Dans ce but de stérilisation, la cuisine est munie de plusieurs grands récipients de tôle galvanisée. L'eau est portée à l'ébullition au moyen de réchauds à gaz ; des lampes à alcool permettent de stériliser au lit même d'un petit malade les instruments nécessaires à une opération de petite chirurgie, la seringue et les aiguilles pour une ponction, par exemple ; mais une innovation réellement pratique, et qui rend de continuels et précieux services, consiste dans l'installation, à la cuisine, d'un distributeur central d'eau chaude. Il la distribue dans les différents locaux de la pouponnière, il suffit donc d'ouvrir un robinet pour se procurer de l'eau chaude partout.

LA SALLE SPÉCIALE.

Nous lui donnons ce nom parce qu'elle sert à des travaux très divers : située entre le couloir central d'une part, la salle commune et le séchoir de l'autre, elle mesure 3^m10 de longueur, 2^m10 de largeur et 4 mètres de hauteur. Une large table y est installée. Les infirmières y repassent la lingerie des poupons ; c'est également dans cette salle que s'effectuent les travaux de raccommodage de literie, lingerie, etc... C'est là une dépendance très utile de la salle commune ; elle présente de grandes commodités pour les travaux précités.

CABINET DE L'INTERNE.

Située à côté du vestibule, cette petite pièce a les dimensions suivantes : longueur, 1^m95 ; largeur, 2 mètres ; hauteur, 4 mètres. Elle contient une table à écrire, à laquelle s'installe l'interne lorsqu'il doit prendre des observations. Quand deux ou trois mères apportent leur enfant pour les faire entrer au service, on les fait attendre dans le vestibule ; puis elles passent dans le cabinet où l'interne recueille les renseignements nécessaires pour les reporter sur la feuille d'observations.

Cette pièce contient aussi une fontaine-lavabo, et une armoire vitrée où sont classées les feuilles d'observations des poupons ayant séjourné à la pouponnière dans le cours de l'année.

Les autres pièces, cabinet de débarras, locaux destinés à la sœur, sortent de nos observations et nous allons décrire maintenant la seconde partie de l'établissement.

B). LA TERRASSE

Sur la façade est de la pouponnière proprement dite a été construite une terrasse couverte parallèle à l'axe du bâtiment (fig. 1). Elle mesure 9^m50 de longueur, 5^m50 de largeur et 4^m10 de hauteur maximum. Elle est supportée notamment par trois pilastres de fer sur lesquels repose une plate-forme cimentée, de plein-pied avec la salle commune, et divisée suivant son axe par un mur longitudinal, de façon à présenter deux divisions :

Au sud, la terrasse proprement dite ;

Au nord, le séchoir (ou pendoir).

LA TERRASSE PROPREMENT DITE

Ses dimensions sont : longueur, 9^m50 ; largeur, 4^m ; hauteur moyenne 3 mètres. Elle n'est fermée que sur ses faces nord, est et ouest (fig. 4 et 5). Sa paroi nord est fermée par le mur qui la sépare du séchoir. Ce mur est percé de deux ouvertures (fig. 5) dans lesquelles glissent des panneaux mobiles, qui permettent, par les fortes chaleurs, d'aérer alors que les rideaux de la terrasse sont fermés.

La paroi est est obstruée par des vitres dépolies (fig. 5). La paroi ouest est le mur de la pouponnière, percé d'une porte donnant accès de la salle commune sur la terrasse.

La face exposée au sud est dépourvue de paroi; une balustrade longe le bord de la plate-forme afin de prévenir tout accident. Tout le long du bord de la terrasse, et immédiatement en dessous du toit, courent des tringles auxquelles sont suspendues des rideaux destinés à intercepter les rayons solaires trop ardents. Pour éviter que ces rideaux ne flottent, ils sont munis à leur partie inférieure de cordons qu'on noue dans les mailles d'un grillage qui double la balustrade.

Le toit se compose en majeure partie de vitres primitivement transparentes, mais qui, depuis, ont été rendues légèrement opaques par l'application intérieure de peinture bleue. Enfin, tout un système de stores est installé au-dessus de ces vitres (fig. 4 et 5). Ce sont des claies analogues à celles décrites pour la salle commune, et qu'on peut abaisser ou relever de la terrasse.

Ces divers dispositifs permettent d'assurer aux poupons installés là une large aération dépourvue de courants d'air, une température sans excès et, dans une certaine mesure, un abri contre les poussières de la rue.

On peut installer sur la terrasse un maximum de seize petits lits ; mais en général, on n'en compte que huit. Ces lits sont en osier (fig. 3), légers, faciles à transporter et à nettoyer à la brosse, leur literie est semblable à celle d'un lit de fer de la salle commune, sauf qu'ils ne sont pas munis d'édredon.

Lorsque le temps le permet, les poupons sont déposés sur les lits sans être recouverts même par un drap, en ne leur laissant qu'une chemise et une brassière ; ils peuvent ainsi mouvoir leurs membres fluets en toute liberté et prendre quelqu'exercice. Quelquefois, on permet à des petites filles convalescentes de maladies bénignes, de venir du Pavillon-Mauvais pour prendre et promener un peu les poupons ; le fait est cependant assez rare et, d'ailleurs, les fillettes y mettent bien peu d'empressement.

LE SÉCHOIR.

C'est la moitié nord de la terrasse ; on y étend, même en hiver, la lingerie des poupons. Il ne présente rien de particulier, aussi ne faisons-nous que le mentionner.

Ayant ainsi parcouru les différents locaux de la pouponnière ; il nous reste à donner les détails de son fonctionnement.

Le service comprend comme personnel une sœur et deux infirmières. Celles-ci sont en général très jeunes ; le poste n'est guère envié et des femmes plus âgées ne consentent point à l'occuper.

Elles gagnent 25 francs par mois la première année, 3o francs par mois ensuite. Elles touchent, de plus, des indemnités pour leur frais de toilette d'infirmières.

Nous avons indiqué plus haut le mécanisme de l'entrée des poupons. Lorsque ceux-ci ont été remis entre les mains des infirmières, ils sont immédiatement déshabillés, baignés ou lavés, selon leur état, et mis dans un berceau dont toutes les pièces sont rigoureusement propres ; leur habillement, fourni par le service, est stérilisé. Il se compose :

D'une chemise ;

D'une brassière de coton ;

D'une brassière blanche ;

De langes ;

D'une couche s'ils sont tout petits ;

D'une couche-culotte s'ils sont plus grands ;

D'une couverture et d'une bande ;

D'un bonnet, si c'est nécessaire (en cas de gale, pyodermites, etc...).

Le linge abandonné par le poupon sera remis, stérilisé, à sa sortie.

L'évacuation du linge souillé se fait au moyen de grands paniers à lessive, en osier, qui sont descendus par les infirmières et portés à la buanderie ; elle se trouve dans les sous-sols du Pavillon-Mauvais, situé à peu de distance. Le linge lavé et repassé est rapporté de même à la pouponnière. Toutefois, certaines pièces de l'habillement ou de la literie des poupons sont apportées après leur lessivage dans la salle de repassage de la pouponnière, où le personnel infirmier leur fait subir les manipulations nécessaires.

§ 3. Hygiène Générale alimentaire des poupons

On emploie à la pouponnière diverses sortes de laits ; nous les énumèrerons et examinerons les principales caractéristiques de chacun d'eux.

Ce sont :

a) Le lait de vache stérilisé ;

b) Le lait homogénéisé ;

c) Le lait concentré.

a) Le lait de vache est fourni par l'Hospice des Vieillards de Saint-Julien, qui se trouve séparé de la pouponnière par la largeur d'une rue, et dans les dépendances duquel deux vaches sont spécialement réservées en vue de fournir du lait à la pouponnière. Ces animaux présentant toutes les garanties désirables ; convenablement alimentés, leur production de lait assure largement la consommation des poupons. Leur lait mis en bidons est apporté à la pouponnière, où il est immédiatement stérilisé, au moyen du stérilisateur Soxhlet (de Munich). Cet appareil bien connu, d'une simplicité extrême, permet de diviser à l'avance le lait en biberons prêts à être distribués. La température de stérilisation du liquide atteint 100° (expériences de Chavanne, Paris 1893). Le procédé, pratique et rapide, consiste à chauffer le lait au bain-marie dans de petits flacons, gradués de 50 à 200 grammes, et a toujours donné à Nancy des résultats satisfaisants.

Un intérêt important s'attache à la fermeture des flacons ; ceux-ci ne doivent pas recevoir des germes pathogènes entre le moment où ils sortent du stérilisateur et celui où on leur adapte une tétine. Pour y arriver, on se sert à la pouponnière d'obturateurs en caoutchouc, très simples, et qui présentent après l'ébullition, une certaine adhérence au bord supérieur du goulot du flacon. Nous n'insistons pas sur les détails de ce dispositif, il est connu de tout le monde, et s'est en quelque sorte imposé.

Les tétines, conservées dans des bocaux stérilisés remplis d'eau bouillie, sont en caoutchouc non vulcanisé. Elles s'adaptent directement sur le goulot des flacons du

Soxhlet et nécessitent de la part de l'enfant un certain effort de succion qui l'empêche de boire trop vite.

On conçoit l'avantage de ce procédé, plus particulièrement sensible dans une pouponnière où l'on doit préparer simultanément des quantités différentes de lait, en rapport avec l'âge et l'état de santé des poupons.

b) Le lait homogénéisé, de la marque Lepelletier, préparé à Carentan (Manche) est employé à la pouponnière chez les dyspeptiques, enfants à digestion lente. Il convient particulièrement à ceux dont les selles contiennent un excès de graisse ; en général, le lait homogénéisé amène la disparition de ces selles graisseuses; conséquence d'une assimilation meilleure de l'aliment.

Nous rappelons que : l'homogénéisation du lait est une opération mécanique qui consiste à diviser à l'extrême les globules de graisse contenus dans le lait ordinaire. Ils sont doués d'une force ascensionnelle assez considérable pour que, après un repos de quelques heures, le lait stérilisé se sépare en une couche supérieure de crème constituée par l'accumulation des globules butyriques, et une couche inférieure de lait appauvri. Si l'on divise les globules de façon à en faire une émulsion, leur pouvoir ascensionnel se détruit et le lait reste homogène.

Au point de vue purement physique, le fait est facilement explicable. D'après Variot, le lait est une émulsion de globules gras de $1/100$ à $1/1.000$ de millimètre de diamètre, dans un sérum visqueux constitué par une solution colloïdale de caséine et de sels minéraux. La légèreté relative des globules gras leur permet de remonter rapidement à la surface du sérum : c'est là l'origine de la crème.

En détruisant par la division à l'extrême les globules, on détruit leur tendance à la surnage ce qui a donné naissance aux procédés d'homogénéisation.

Nous ne les décrirons pas, nous exposerons seulement le principe des appareils qui existent actuellement, d'après la communication du Dr Chevalier au 2me Congrès international des Gouttes de lait (1907).

En France, on emploie surtout la machine à fixer de Gaulin (Paris, exposition de 1900). Son principe est le suivant :

L'écrasement des globules de beurre, commencé par le passage du lait sous pression à travers des orifices capillaires, est achevé par le frottement entre deux plans juxtaposés.

L'appareil de Berberich, d'Heidelberg, est employé en Allemagne. On obtient l'écrasement des globules par la compression du liquide entre deux plateaux tournant très rapidement l'un contre l'autre.

Le liquide ainsi obtenu est stérilisé à 108°. On le met en bouteilles d'un demi-litre soigneusement bouchées et encapsulées. Il ne s'altère pas, et reste toujours homogène.

Le lait homogénéisé donne souvent des résultats appréciables ; son seul inconvénient réside dans son prix relativement élevé.

c) Le lait concentré est rarement employé. Il trouve cependant son application chez certains poupons que l'on a habitués à son usage, et qui acceptent difficilement une autre nourriture.

Un certain nombre de dyspeptiques ne peuvent s'accommoder d'aucun de ces laits. Dans ce cas, on a obtenu de bons résultats avec l'addition au lait de vache stérilisé, de

pegnine, dont le but est d'amorcer *in vitro* la digestion
du liquide ; c'est une prédigestion, réalisée en ajoutant au
lait une diastase, le labferment, retiré de la présure. On
nomme pegnine un mélange de 60 à 65 % de labferment
et de 40 et 35 % de sucre de lait. Ce produit est ajouté au
lait de vache dans la proportion de 10 grammes pour un
litre. Le mélange est porté à 37°. En quatre minutes, la
pegnine a amené la coagulation de la caséine ; le lait se
prend en gelée ; on secoue alors le liquide, on le bat de
façon à amener la division du coagulum en très petits
fragments, pouvant passer par l'ouverture de la tétine du
biberon. De cette manière, le lait arrive tout préparé dans
l'estomac où la liquéfaction de la caséine peut s'effectuer
rapidement ; elle ne stagne pas, par conséquent il ne peut
y avoir indigestion de l'aliment.

On emploie aussi à la pouponnière, pour les poupons
âgés, des crèmes de riz, d'orge ou d'avoine.

Nous avons essayé le régime sec chez deux poupons à
diarrhée chronique et vomisseurs. Ce régime consiste à
donner à l'enfant du fromage dénommé « Petit-Suisse »
ou « Petit-Gervais », délayé dans du lait de vache, en petite
quantité. Cette alimentation ne paraît pas avoir donné de
résultats appréciables, mais on ne peut se prononcer sur
deux observations.

§ 4. — La clientèle de la Pouponnière.

Nous abordons ici l'une des questions les plus importantes de cet exposé. Il est nécessaire de connaître non seulement les poupons, leurs antécédents personnels, leur état
actuel et le traitement institué, mais encore le milieu social.

dont ils sont issus, les conditions générales de leur existence avant leur entrée à la pouponnière, l'état physique
et moral des géniteurs.

Nous examinerons successivement :

a) Les influences morbides inhérentes au milieu ;

b) Les états morbides qui affectent les poupons.

A). INFLUENCES MORBIDES INHÉRENTES AU MILIEU

Depuis que la pouponnière existe, on a constaté que le
nombre des enfants pour lesquels la famille paie le séjour
au service, est infime. En voici la proportion :

En 1911 :

    Indigents...................... 151

    Pensionnaires................. 17

En 1912 :

    Indigents...................... 160

    Pensionnaires................. 11

Dans les trois premiers mois de 1913 :

    Indigents...................... 52

    Pensionnaires................. 3

La pouponnière reçoit donc des enfants pauvres, provenant en majorité des quartiers misérables qui existent
malheureusement encore à Nancy. Là, l'hygiène est déplo-
rable, les conditions de vie sont déconcertantes. Nous nous
permettons de citer, à titre documentaire, quelques observations personnelles.

I. G*** Geneviève, entrée le 15 avril 1913. Agée de 4 mois.
Domicile : Faubourg Saint-Georges.

Père : 21 ans, soldat de l'armée auxiliaire. Dans le civil,
ouvrier en chaussures. Tuberculeux.

Mère : 19 ans. Ouvrière en atelier ; a eu huit frères et sœurs dont cinq sont morts. Tuberculeuse.

L'enfant a eu des bronchites depuis sa naissance ; elle tousse sans arrêt ; elle meurt le 22 avril. A l'autopsie, tuberculose pulmonaire et granulie.

Conditions d'existence : une pièce sur la cour ; elle est habitée par la grand'mère, le père quand il est là, la mère et le poupon.

Moyens d'existence : uniquement le gain de la mère.

II. A··· Madeleine, entrée le 3 mai 1913. Agée de 11 mois. Domicile : Rue Saint-Thiébault.

Père : 23 ans, cordonnier.

Mère : 18 ans, ouvrière en chaussures. Gagne 1 fr. 50 par jour. A travaillé pendant toute sa grossesse, n'est restée couchée que huit jours après l'accouchement.

Enfant : Sein pendant deux mois. Il tousse, vomit et a de la diarrhée. Sort amélioré le 10 mai.

Conditions d'existence : une chambre-cuisine et un cabinet noir, une fenêtre sur rue, pour cinq personnes.

III. C··· Auguste, entré le 9 avril 1913. Agé de 9 mois. Domicile : Rue Clodion.

Père : 30 ans, peintre en bâtiments.

Mère : 22 ans, cartonnière. Travaille en atelier de 6 heures à 12 heures et de 1 h. $\frac{1}{2}$ à 6 h. $\frac{1}{2}$. A eu trois enfants, deux sont vivants.

Enfant : Etant donné l'absence de sa mère, qu'il ne voit qu'à midi, il est alimenté artificiellement par une voisine complaisante qui, malgré son jeune âge, ne lui donne guère que de la crème de riz ; on lui donne le sein à midi et le soir. Il vomit ; selles glaireuses ; bronchite et troubles digestifs ; il meurt le 21 avril de broncho-pneumonie.

Conditions d'existence : une seule chambre sur rue, quatre personnes.

IV. Th*** Marcel, entré le 6 mai 1913. Agé de 1 mois. Domicile : Rue Clodion.

Père : 39 ans. Charretier et parfois chiffonnier. Alcoolique invétéré ; rentre ivre tous les soirs (quand il rentre !). Colère, brutal, bat sa femme.

Mère : 23 ans. Journalière ; tuberculeuse ; alcoolique, bien qu'elle s'en défende. Rapports sexuels fréquents, même pendant la grossesse, et surtout lors de l'ivresse du père.

Enfant : Celui-ci a une sœur au Pavillon Virginie-Mauvais ; elle y est entrée pour méningocèle, très probablement d'origine syphilitique.

L'enfant n'a jamais eu le sein. Il meurt le lendemain de son entrée de broncho-pneumonie.

Conditions d'existence : 1 pièce, 4 personnes. On vit du gain de la mère ; on est souvent sans domicile.

Enfin, un certain nombre de poupons nous viennent directement de l'Hospice Saint-Stanislas, où ils ont été confiés à l'assistance publique ; il est bien difficile de les soigner en connaissance de cause, car l'administration nous donne, comme renseignements : le nom de l'enfant, son sexe, et son âge !

Nous n'insistons pas, nous citons des cas absolument banaux ; nous pourrions publier des observations beaucoup plus émouvantes ; il nous suffit d'attirer l'attention sur les faits suivants :

Non seulement ces enfants sont misérables, mais ils sont victimes de tares sociales comme des maladies physiques. Souvent, leurs parents vivent en concubinage ; ils sont le fruit de minutes d'égarement d'une malheureuse que cette première faute a jetée à la prostitution ou à la mendicité. Témoins vivants d'abandons déplorables et bouches inutiles mal acceptées des procréateurs, ces malheureux petits êtres, mal alimentés, mal soignés, arrivent au service dans un état lamentable, et, si parfois des mères se montrent dignes de sympathie, d'autres ne le sont guère. Le père, le plus souvent, a abandonné sa victime en se désintéressant des suites de sa lâcheté. L'enfant n'a donc à compter que sur la mère, et l'on sait la situation faite aux filles-mères. Leur enfant représente un fardeau bien lourd, dont beaucoup cherchent à se débarrasser. Il faut bien vivre ! répondent-elles aux observations qu'on leur fait ; or, l'enfant constitue l'obstacle au gain qui le permet. Cependant, un certain nombre d'entre elles se résignent difficilement à confier leur enfant à la pouponnière, même quand il est malade.

Il est facile de démontrer que nous ne poussons pas au noir cette description ; voici les résultats relevés dans une statistique personnelle de ces trois dernières années, relative à l'état-civil des poupons qu'on a confiés au service.

En 1911, 168 entrées, dont 77 légitimes et 91 naturels ;

En 1912, 171 entrées, dont 98 légitimes et 73 naturels ;

En 1913 (les huit premiers mois), 169 entrées, dont 90 légitimes et 79 naturels ;

Soit 265 poupons légitimes pour 243 naturels.

Or, le fait de la légitimité influe considérablement sur le taux de mortalité des poupons ; ainsi en France, pour l'année 1899, la proportion des décès de poupons légitimes étant de 12,50 %, celle des naturels était de 23,85 %.

En résumé, les poupons que nous soignons sont victimes de l'état d'indigence de leurs parents, et supportent ainsi, le fardeau d'une situation misérable.

B). PRINCIPALES AFFECTIONS ET ÉTATS MORBIDES SOIGNÉS
A LA POUPONNIÈRE

On reçoit au service des poupons atteints d'affections diverses, parmi lesquelles nous relevons particulièrement la gastro-entérite et les affections de l'appareil respiratoire. Indépendamment de ces causes de maladies, beaucoup d'enfants sont confiés à la pouponnière parce qu'ils souffrent de lésions obscures, mal déterminées, ou bien qu'ils sont anorexiques, affaiblis, débiles, voire athrepsiques. Pour rendre compte de l'importance relative de ces états pathologiques, nous croyons bien faire en publiant des statistiques personnelles relevées au cours des années 1910, 1911, 1912 et 1913.

Nous avons groupé comme il suit les affections les plus importantes, soit par similitude de symptômes, soit par analogie de localisations anatomiques :

1° Gastro-entérite, entérites, cholérines ;

2° Bronchites, pneumonies, pleurésies, tuberculoses et congestions pulmonaires ;

3° Broncho-pneumonies ;

4° Athrepsies ;

5° Diarrhées ;

6° Affections syphilitiques et cutanées ;

7° Méningites
- a) tuberculeuses ;
- b) cérébro-spinales ;
- c) à pneumocoques, streptocoques, etc.

8° Autres affections sans rapport entre elles, telles que : ictères, convulsions d'origine mal déterminée, hydrocéphalies, grippes, coqueluches, rougeoles, varicelles, anémies, leucémies.

Ces statistiques sont résumées dans le tableau ci-annexé. Un examen attentif des chiffres qu'il contient, ainsi que de leur traduction graphique inscrite à leur droite suggère quelques remarques.

En premier lieu, on est frappé de la disproportion considérable existant entre le nombre des gastro-entérites, entérites et cholérines, et celui des autres affections. On trouve, en effet, 208 cas de gastro-entérite pour un total de 543 entrées, et contre 335 cas d'affections diverses. Les affections du tube digestif restent donc prépondérantes au point de vue fréquence. Elles sont soumises à des variations saisonnières et annuelles ; par exemple l'année 1911, qui eut un été très chaud, donne les chiffres mensuels suivants, relativement à la gastro-entérite :

1911	Janvier ...	1	cas
—	Février....	5	—
—	Mars......	3	—
—	Avril	5	—
—	Mai.......	1	—
—	Juin......	4	—
—	Juillet	6	—
—	Août......	18	—
—	Septembre.	20	—
—	Octobre ...	8	—
—	Novembre.	13	—
—	Décembre .	7	—

Période de fortes chaleurs.

Ce tableau est résumé dans le graphique ci-contre.

Les mois de juillet, août, septembre 1911 accusent une proportion croissante de gastro-entérites, et même le mois de novembre traduit clairement le résultat du bel « été de la Saint-Martin » qui se prolongea fort tard cette année-là.

Envisagée dans son ensemble, l'année 1911, très chaude, accuse 91 cas de gastro-entérites, entérites, cholérines, soit un peu moins de la moitié du total des quatre années.

Prenons au contraire l'année comprise entre le 1er août 1912 et le 31 juillet 1913 ; les étés de ces deux années furent pluvieux, sans excès de température. Nous relevons ces chiffres.

		Cas de gastro-entérite
1912	Août	2
—	Septembre	2
—	Octobre	2
—	Novembre	1
—	Décembre	3
1913	Janvier	5
—	Février	4
—	Mars	4
—	Avril	0
—	Mai	3
—	Juin	2
—	Juillet	2

Et la traduction graphique de ces nombres prend une tout autre allure que celle qui concerne l'année 1911.

Par contre, les affections de l'appareil respiratoire atteignent leur maximum pendant cette année 1912-1913, avec 25 cas de bronchites, pneumonies, pleurésies, tuberculoses et congestions pulmonaires et 15 cas de broncho-pneumonies, soit un total de 40 cas, contre 26 en 1910, 24 en 1911, 29 dans les 7 premiers mois de 1912.

Remarquons aussi l'augmentation brusque des affections syphilitiques et cutanées d'août 1912 à juillet 1913 : 15 cas, contre 9 cas en totalité pour les 3 années précédentes.

Les méningites sont relativement peu nombreuses.

L'athrepsie paraît devoir être moins souvent rencontrée, ainsi que l'hypotrophie ; c'est peut-être là un heureux résultat de la lutte entreprise au service afin d'instruire les mères de l'alimentation à donner à leurs enfants, ainsi que des efforts de l'œuvre de la Maternité et des consultations du Bon-Lait.

Nous connaissons maintenant la pouponnière, son installation, son fonctionnement, et les affections que l'on y soigne. Examinons, dans un autre chapitre, les résultats obtenus depuis le 1er août 1912, date de début de l'établissement.

CHAPITRE III

Les résultats obtenus depuis la création de la nouvelle pouponnière peuvent être diversement envisagés. Une statistique peut nous donner un pourcentage de mortalité globale, un taux brut des poupons qui sont morts au service, sans toutefois tenir compte de ceux que l'on a apportés mourants, ou qui ont succombé au bout de quelques heures.

D'autre part, on peut grouper les résultats au point de vue de la mortalité comparée pour une même affection, au temps de l'ancienne pouponnière et depuis le début de la nouvelle.

On peut aussi considérer la diminution du nombre de cas de certaines affections, voire leur disparition.

Enfin, il convient de noter certains succès relatifs, qui malheureusement ne sont pas toujours durables, mais qui marquent néanmoins un pas fait en avant, un modeste progrès réalisé. Il pourrait être nuisible de les taire.

Nous nous proposons de nous placer successivement à ces divers points de vue et d'examiner les résultats acquis. Nous ajouterons ensuite quelques considérations sur les causes d'insuccès, leur origine, leur essence et les raisons qui les rendent difficiles à combattre.

§ 1. Statistique globale de mortalité pendant l'année **1912-1913**.

Du 1er août 1912 au 31 juillet 1913, le nombre total des entrées à la pouponnière a été de 192 ; le nombre des décès, de 92. Le pourcentage d'enfants qui meurent est donc (pour cette première année de fonctionnement) de 47,91 %, soit 48 %.

Si l'on compare ces chiffres à ceux de la statistique du Dr Heisch, accusant en 1910 l'effrayante mortalité de 74 %, on constate qu'un indéniable progrès a été accompli, puisque le nombre des poupons qui succombent a diminué de 26 %. Ce qu'on peut traduire *grosso-modo* en disant qu'il y a trois ans, les trois quarts des nourrissons soignés à la pouponnière mouraient, tandis que maintenant on en perd moins de la moitié.

Nous insistons encore sur le fait qu'il s'agit là d'une statistique globale, qui ne comprend que les éléments « entrées, sorties, décès ». Si l'on veut tenir compte du nombre d'athrepsiques qui ont été amenés au dernier degré de la cachexie, pour lesquels tous les efforts étaient stériles, et des cas de méningite tuberculeuse où le diagnostic ferme équivaut à un arrêt de mort, dans l'état actuel de la science, on arrive à cette conclusion qu'il faudrait soustraire de cette statistique 7 athrepsiques et un poupon atteint de méningite tuberculeuse, soient 8 cas où tout espoir de guérison était interdit. Il resterait alors un total de 84 décès, c'est-à-dire une mortalité de 43,75 %. Cette soustraction de cas où l'on ne peut espérer de guérison nous paraît rationnelle surtout après que nous avons

pu nous convaincre de ce que les athrepsiques arrivaient
généralement dans un tel état de faiblesse qu'ils n'accep-
taient même plus le biberon.

Cependant, eu égard aux procédés traditionnels de relè-
vement des statistiques, et en particulier de celle du
Dʳ Heisch, nous conserverons le chiffre 48 % de mortalité
globale, si discutable qu'il nous paraisse.

Ce pourcentage d'enfants qui succombent est fort élevé
encore, si on le compare aux taux de mortalité de l'Hôpital
des Enfants Malades : 40 % ; à celui des poupons nourris
au biberon de l'Hôpital Hérold : 35 % à 41 % suivant les
affections, et surtout à celui de la pouponnière de Montevidéo, où il est de 13,20 % seulement.

Mais on peut répondre que :

1° La pouponnière de Nancy n'est pas munie de boxes
et, de ce fait, ne peut rivaliser avec Hérold ou les établissements similaires ;

2° Il n'y a pas à Nancy de nourrices à demeure à la
pouponnière, et les mères n'y sont point hospitalisées ;

3° Qu'à l'encontre de ce qui a lieu à Montevidéo, l'allaitement au sein est loin d'être en règle dans la classe sociale
d'où sortent nos poupons, et qu'ils sont soumis à un cli-
mat rude ;

4° La pouponnière reçoit les enfants assistés, devenus
malades à l'hospice Saint-Stanislas ; c'est là un fait capital,
car c'est cette catégorie de poupons que la mort frappe le
plus cruellement. De sorte que leur seule présence constitue l'une des causes primordiales de l'élévation de la
mortalité. Ces nourrissons (nous y reviendrons) sont en
général des débiles même avant leur entrée à l'hospice ;
là ils vivent dans des conditions hygiéniques insuffisantes,

et sont une proie facile pour toutes les infections. Malades,
on les amène à la pouponnière trop tard et ils meurent
dans la presque totalité des cas.

Ces diverses considérations expliquent dans une certaine mesure la mortalité trop forte que nous avons à
déplorer. Mais il est d'autres faits qu'il faut envisager ;
nous allons les exposer, car ils sont, croyons-nous, de
nature à donner des renseignements utiles et à expliquer
bien des insuccès. Lorsqu'un poupon contracte une maladie ou qu'il entre dans un état morbide quelconque, les
soins habituels dont il est entouré ne lui suffisent plus.

A l'état normal, un enfant de moins d'un an doit être
soigné minutieusement ; son alimentation, sa toilette, ses
bains, ses heures de sommeil, ses heures de repas sont
autant de facteurs d'un bon équilibre physiologique qu'il
importe de maintenir. En général, les mères s'acquittent
bien de cette tâche, pour plusieurs raisons ; en premier
lieu, l'instinct maternel leur fait en quelque sorte pres-
sentir ce qu'elles doivent faire et comment il faut le faire.
D'autre part, l'instruction largement répandue actuellement contribue à aplanir des difficultés dues à la seule
ignorance. Les jeunes mères ont eu, le plus souvent, de
petits frères et sœurs qu'elles ont aidé à élever ; le cas
échéant, des voisines obligeantes peuvent donner des conseils utiles.

Enfin, des œuvres dignes des plus vifs éloges, comme
l'Œuvre de la Maternité et celle des consultations du Bon
Lait, à Nancy, permettent aux mères de faire surveiller
scientifiquement et régulièrement la croissance de leur
enfant. Bien plus, il nous a été donné de constater avec
plaisir que dans les petites villes et les campagnes on n'hé-

site pas à appeler le médecin lorsque le petit être souffre, alors que les parents sont beaucoup plus durs pour eux-mêmes.

Supposons maintenant qu'un tel poupon tombe malade ; si sa mère est attentive, elle s'apercevra immédiatement de l'état de l'enfant ; pour cela, il faut, répétons-le une mère attentive et intelligente, car souvent elles laissent leurs enfants devenir hypotrophiques, voire athrepsiques, avant de s'apercevoir de leur état, ou croyant que « cela se remettra ».

Voici donc un enfant malade. En supposant réalisées les conditions les plus favorables, il sera conduit à une consultation de nourrissons ou visité par un médecin. Le traitement institué recevra son application des mains de la mère ; celle-ci est presque toujours prête aux plus grands sacrifices pour sauver la vie de son enfant ; mais alors interviennent des faits nouveaux, qui compliquent singulièrement la situation. S'il est difficile de bien élever un enfant sain, *a fortiori* est-il bien plus délicat de soigner un enfant malade. Les bonnes volontés les meilleures peuvent échouer par maladresse, ignorance, incompréhension des ordres du médecin, etc... Et il s'agit ici d'un poupon placé dans les conditions les plus favorables, puisqu'il reçoit, en plus des soins maternels, ceux d'un praticien.

Notre clientèle de poupons ne réalise pas les conditions précitées ; en général ils sont malades depuis un certain temps ; la mère s'en est aperçue plus ou moins vite ; elle y a prêté une vague attention souvent détournée par d'autres préoccupations. Bref, elle nous amène un poupon bien malade, confiante dans le dévouement et l'habileté du personnel de la pouponnière.

Supposons qu'au bout de trois semaines la mère est prévenue qu'elle ait à reprendre son enfant. Celui-ci est convalescent, *mais il a plus que jamais besoin de soins extrêmement attentifs, de la présence continuelle de la mère.*

Comment va-t-elle s'acquitter de cette tâche ? Dans quelle mesure la nécessité de gagner sa vie lui permettra-t-elle de s'occuper du petit convalescent ? Ici, les faits journaliers observés au service répondent :

Un grand nombre de poupons nous reviennent après une absence de quelques jours, dans un état incomparablement moins bon que lors de leur sortie, et parfois plus grave que celui qui motiva leur entrée.

Personnellement, nous avons vu des enfants quitter la pouponnière dans un état de propreté absolue, et revenir deux ou trois jours après couverts de crasse, répugnants et, de plus, atteints d'une rechute de leur affection ; les bronchitiques font de la broncho-pneumonie, et les convalescents de troubles digestifs légers sont devenus des gastro-entéritiques.

Comment s'étonner après cela que la mort frappe autant de poupons ?

Nous pressentons ici une objection qu'on ne manquera pas de faire.

« Dans ces conditions, fera-t-on remarquer, il est nécessaire de ne rendre les poupons que lorsqu'ils sont complètement guéris, et en état de résister aux défectuosités d'hygiène résultant du manque de soins maternels. »

L'observation théoriquement rationnelle rencontre dans la pratique de bien grands obstacles.

D'abord, il est difficile d'apprécier exactement le degré de résistance d'un poupon convalescent. Il y a ici une

question de spécificité de terrain, de résistance individuelle, d'antécédents personnels et héréditaires. Et, sans
faire intervenir l'anaphylaxie, il n'est pas douteux que certains sujets sont plus spécialement susceptibles de rechutes
graves.

Ensuite, il convient de noter que la pouponnière ne
constitue pas un milieu sain ; ses salles sont contaminées
par les malades qu'on y soigne ; dès lors un enfant, entré
par exemple pour bronchite, se trouve exposé à différents
contages, qui auront sur lui d'autant plus d'emprise qu'il
a été sérieusement atteint par sa bronchite.

Il constitue un terrain propice à l'ensemencement et à
la prolifération d'agents pathogènes ; il est en état de
moindre résistance, et certaines affections, comme la broncho-pneumonie, se grefferont de préférence sur lui.

Citons, à l'appui de ce fait facilement vérifiable, une
observation personnelle, entre plusieurs autres, et qui nous
paraît probante :

C*** Auguste. Entré le 7 avril. 9 mois. Sans antécédents
personnels ni héréditaires. Il est malade depuis un mois ;
il pleure toute la journée, ne veut pas boire et vomit des
glaires. Il a eu un léger rhume quinze jours auparavant.
Il entre pour troubles digestifs et amaigrissement.

Dès les premiers jours de traitement les troubles cessent,
la diarrhée disparaît, le poids reste stationnaire ; il est le
12 avril de 5.440 grammes.

A cette date, l'enfant est amélioré, mais loin d'être hors
de danger.

Le lendemain, on découvre à l'auscultation de petits
foyers de râles sous-crépitants à la base gauche ; l'enfant
tousse.

Le 14 avril, il y a un souffle dans la fosse sous-épineuse droite.

Le 15 avril réapparaît la diarrhée.

Le 19 avril, des râles sous-crépitants existent à la base droite. On prescrit 100 cm³ de sérum de Quinton chaque jour.

Le 21 avril, le facies devient grippé, le poids est de 5.110 grammes. On prescrit des injections d'huile camphrée.

L'enfant meurt le 30 avril. La nécropsie démontre que la mort est due à la broncho-pneumonie.

Voici donc un poupon entré pour troubles digestifs ; on parvient à les enrayer pendant quelques jours, quand survient une broncho-pneumonie qui l'emporte. Il présentait, de par son rhume antérieur et ses troubles gastro-intestinaux, un terrain favorable à cette infection.

Il résulte de ces faits qu'il y a nécessité d'évacuer au plus vite les enfants guéris ou suffisamment améliorés. Ils ne peuvent séjourner dans le milieu où on les a soignés, parce qu'il est contaminé et qu'eux-mêmes sont dans un état de résistance insuffisant. Le dilemme qui se pose est donc nettement :

Il ne faut pas garder des enfants, convalescents ou améliorés, dans la salle commune de la pouponnière ; et, par ailleurs, beaucoup de ces enfants seront mal soignés si on les rend à leurs parents, et reviendront au service dans un état généralement grave.

Quelle solution répond à ce problème ? Il a été étudié, et nous reprendrons son examen lorsque nous exposerons dans un autre chapitre les desiderata que l'on peut formuler. Disons tout de suite, pourtant, que la solution consiste dans la création de pouponnières de plein air, à la campagne, ne recevant que des poupons convalescents.

Nous avons, croyons-nous, exposé les facteurs qui régissent les causes de mortalité due d'une part au manque de soins des enfants convalescents rendus à leur mère, d'autre part aux difficultés que présente le séjour de ces sujets à la pouponnière.

Nous avons vu la situation du poupon bien portant ; puis celle de l'enfant malade chez sa mère ; enfin celle du poupon malade à l'hôpital, et les raisons d'une mortalité beaucoup trop forte frappant cette dernière catégorie de poupons, celle qui nous occupe.

Les faits que nous venons d'exposer viennent à l'appui de l'opinion du professeur Haushalter, opinion reproduite au paragraphe « Etat actuel de la question des pouponnières » de notre premier chapitre :

« Envisager une pouponnière comme un hôpital d'enfants malades, et non une garderie.

En conséquence, n'y accepter que des enfants réellement malades, et non de malheureux petits êtres dont la mère cherche à se débarrasser pour acquérir plus de liberté.

. . . .

Rendre les enfants aussitôt qu'ils sont guéris, ou sérieusement améliorés ».

Ajoutons que des raisons d'ordre administratif s'opposent à ce que des poupons séjournent dans le service alors qu'ils sont guéris ou améliorés.

§ 2. — Mortalité comparée pour une même affection.

Nous allons examiner successivement les différentes
affections bien caractérisées qui font l'objet de nos statistiques, et voir pour chacune d'entre elles le taux de la mortalité, 1°, avant l'établissement de la nouvelle pouponn-
nière et, 2°, depuis le début de son fonctionnement.

GASTRO-ENTÉRITES, ENTÉRITES, CHOLÉRINES.

Années	Nombre de cas	Nombre de décès	Mortalité
1910	61	48	78,68 %
1911	91	81	89,01 —
1912	26	24	92,30 —
(les 7 premiers mois)			
1912-1913	30	22	73,33 —

On voit, par ces nombres, que peu de progrès ont été
réalisés au point de vue de ce genre d'affections et, bien
que le dernier chiffre soit au-dessous des autres, il est loin
de constituer une amélioration sérieuse. Mais il y a lieu
de faire remarquer que beaucoup de gastro-entéritiques
nous sont apportés mourants ; les soins les plus éclairés
n'arrivent point à les sauver.

5

BRONCHITES, PNEUMONIES, PLEURÉSIES, TUBERCULOSES ET CONGESTIONS PULMONAIRES.

Années	Nombre de cas	Nombre de décès	Mortalité
1910	16	2	12,50 %
1911	8	2	25,00 —
1912	12	1	8,33 —
(les 7 premiers mois)			
1912-1913	25	9	36,00 —

La mortalité des affections de l'appareil respiratoire (broncho-pneumonie exceptée) semble osciller autour de nombres très variables. Au cours de la dernière année de cette statistique, elle atteint le chiffre de 36 %, relativement élevé ; peut-être faut-il voir là une conséquence de l'été particulièrement pluvieux de l'année 1912, et de la température froide des sept premiers mois de 1913.

BRONCHO-PNEUMONIES.

Années	Nombre de cas	Nombre de décès	Mortalité
1910	10	9	90,00 %
1911	16	14	87,5 —
1912	17	11	64,7 —
(les 7 premiers mois)			
1912-1913	15	8	53,33 —

La broncho-pneumonie subit depuis trois ans une régression de cas mortels. Relativement au pourcentage de l'année 1912-1913, nous pensons qu'il faut attribuer ce succès relatif aux règles d'hygiène qu'on s'efforce de respecter à la pouponnière ; la salle d'isolement ne doit pas y être étrangère.

Relevé des affections
qui ont atteint les Poupons du 1er Janvier 1910 au 31 Juillet 1913.

Numéros d'ordre	Désignation des affections	Nombre de cas en					Graphique de fréquence relative des affections.
		1910 12 mois	1911 12 mois	1912 1er janvier au 31 juillet 1913	1913 1er août 1912 au 1er juillet 1913	1910-1913 43 mois	
1	Gastro-entérites, entérites, cholérines :	61	91	26	30	208	
2	Bronchites, pneumonies, pleurésies, tuberculoses et congestions pulmonaires :	16	8	12	25	61	
3	Bronchopneumonies :	10	16	17	15	58	
4	Athrepsies :	24	8	6	7	45	
5	Diarrhées :	8	15	14	56	93	
6	Affections syphilitiques et cutanées :	3	2	4	15	24	
7	Méningites : a — Tuberculeuses :	2	—	—	1	3	
	b — Cérébro-spinales :	1	1	—	2	4	
	c — À pneumocoques, streptocoques etc. :	1	—	1	3	5	
8	Autres affections telles que : ictères, convulsions d'origine mal déterminée, hydrocéphalies, grippes, coqueluches, rougeoles, varicelles, anémies, leucémies :	6	11	9	16	42	
		132	152	89	170	543	

Observations.

I. — Faisons remarquer que le nombre total des enfants est, respectivement pour chacune des années ci-dessus : 147 — 168 — 96 — 192. Il y a donc, entre les deux nombres relatifs à chacune de ... années, un écart qui représente un nombre variable de poupons atteints d'états morbides tels que : débilité congénitale, anorexie persistante, ou encore atteints d'affections légères du tube digestif ou simplement mis en observation.

II. — Comme nos recherches portent spécialement sur l'année écoulée depuis l'ouverture de la nouvelle pouponnière (1er Août 1912), nous avons dû diviser l'année 1912 en deux périodes l'une allant du 1er Janvier au 31 Juillet, l'autre du 1er août au 31 Décembre. Cette ... a été jointe à la période Janvier-Juillet de 1913.

illet 1913.

hique de fréquence relative des affections.

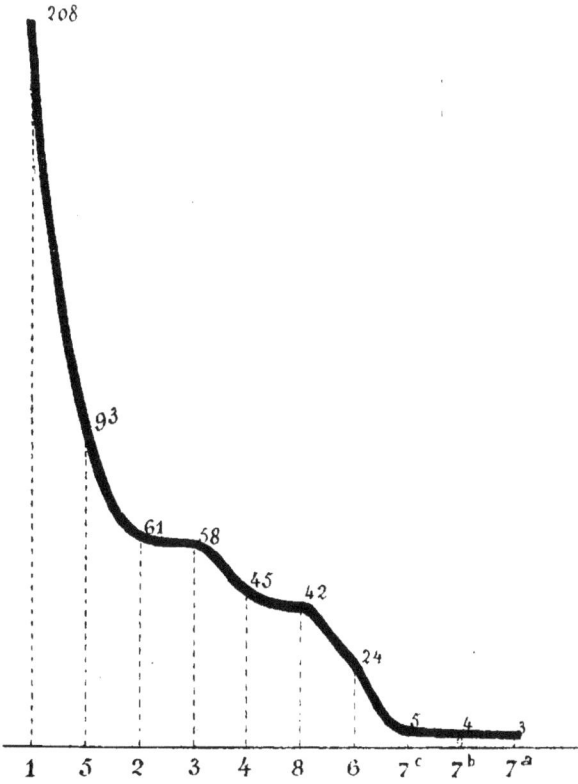

208

93

61 58

45 42

24

5   4   3

1   5   2   3   4   8   6   7^c 7^b 7^a

DIARRHÉES.

Années	Nombre de cas	Nombre de décès	Mortalité
1910	8	3	37,5 %
1911	15	6	40,00 —
1912	14	8	57,14 —
(les 7 premiers mois)			
1912-1913	56	21	37,5 —

Au cours des années 1910, 1911 et des sept premiers mois de 1912, la mortalité s'accroît pour les diarrhéiques ; elle subit une chute brusque depuis l'installation de la nouvelle pouponnière. C'est là un résultat d'autant plus important, que la statistique de 1912-1913 porte sur 56 cas, tandis que celle de 1910, qui donne le même résultat, ne vise que 8 cas ; expérimentalement parlant, celle de 1912-1913 est plus probante.

SYPHILIS ET AFFECTIONS CUTANÉES

Nous ne disposons ici que de nombres insuffisants, croyons-nous, pour permettre d'établir une statistique. La logique des chiffres veut que si, sur deux cas d'une affection, on a enregistré un décès, on dise que la mortalité est de 50 %. Nous pensons que ce raisonnement d'une arithmétique inattaquable ne trouve pas une application satisfaisante en clinique, car une étude portant sur un nombre supérieur de cas pourrait donner des résultats différents. Aussi nous contenterons-nous d'exposer le nombre de décès des poupons atteints de syphilis et de maladies cutanées, sans chercher à établir un taux de mortalité.

Année 1910. — Cas : 3. Décès : 1.

— 1911. — Cas : 2. Décès : 2.

— 1912 (les 7 premiers mois). — Cas : 4. Décès : 3.

— 1912-1913. — Cas : 15. Décès : 5.

Nous ferons remarquer ici que nous appelons « syphilitiques » les poupons atteints de manifestations cutanées ou muqueuses de la syphilis, et non les hérédo-syphilitiques, très nombreux d'ailleurs, mais chez lesquels l'infection spécifique ne domine pas le tableau clinique.

MÉNINGITES

Ici encore, nous ne disposons que d'un trop petit nombre de cas pour établir un pourcentage de mortalité.

Du 1er janvier 1910 au 31 juillet 1912, il y a eu :

2 cas de méningite tuberculeuse et 2 décès ;

2 cas de méningite à méningocoques et 2 décès ;

2 cas de méningite à pneumocoques, etc., et 2 décès.

Du 1er août 1912 au 31 juillet 1913, il y a eu :

1 cas de méningite tuberculeuse, et 1 décès ;

2 cas de méningite à méningocoques et 2 décès ;

3 cas de méningite à pneumocoques, etc., et 3 décès.

Nous ne pouvons que déplorer l'impuissance de notre arsenal thérapeutique contre ces terribles affections.

Affections diverses

Nous avons groupé ici des maladies, ou des symptômes ne présentant aucune analogie, mais que leur peu de fréquence ne permet pas de ranger en une rubrique spéciale.

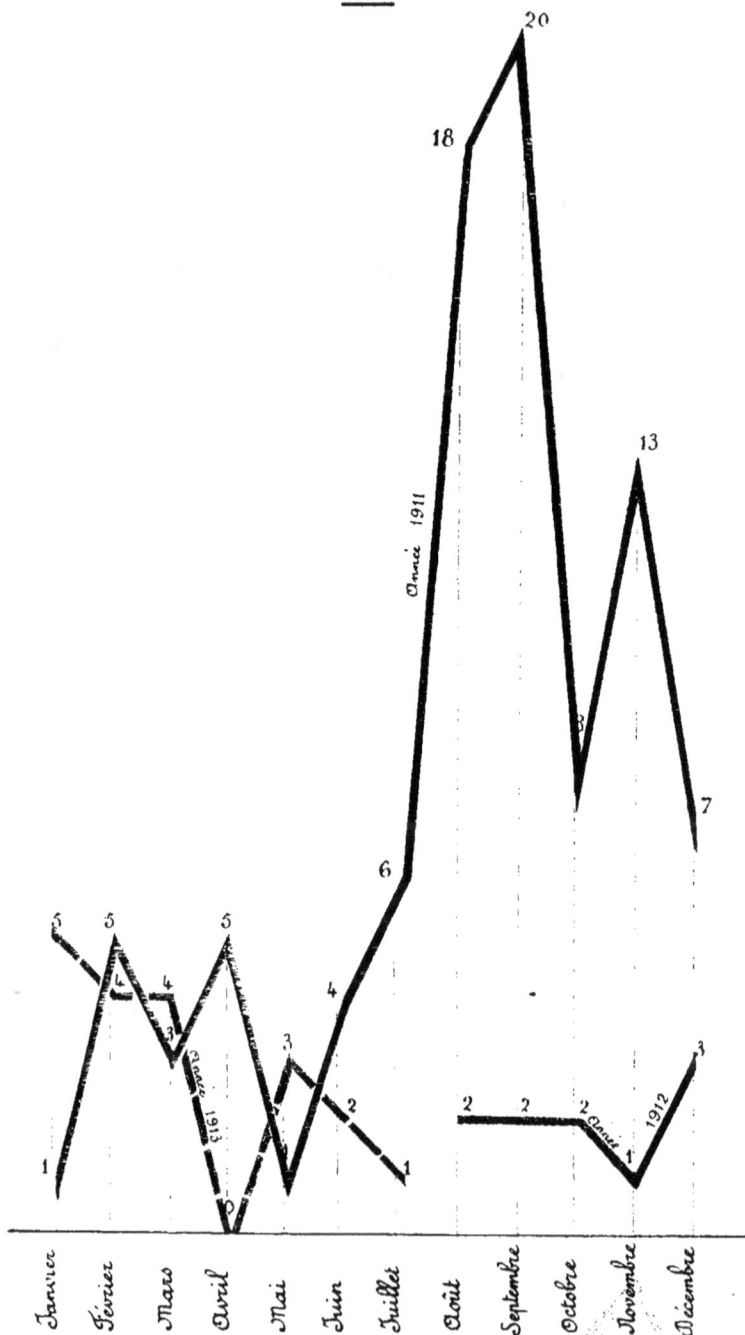

Influence des saisons sur la fréquence de la gastro-entérite.

Année 1911 (Été chaud) — Année du 1 août 1912 au 31 Juillet 1913 (Étés pluvieux)

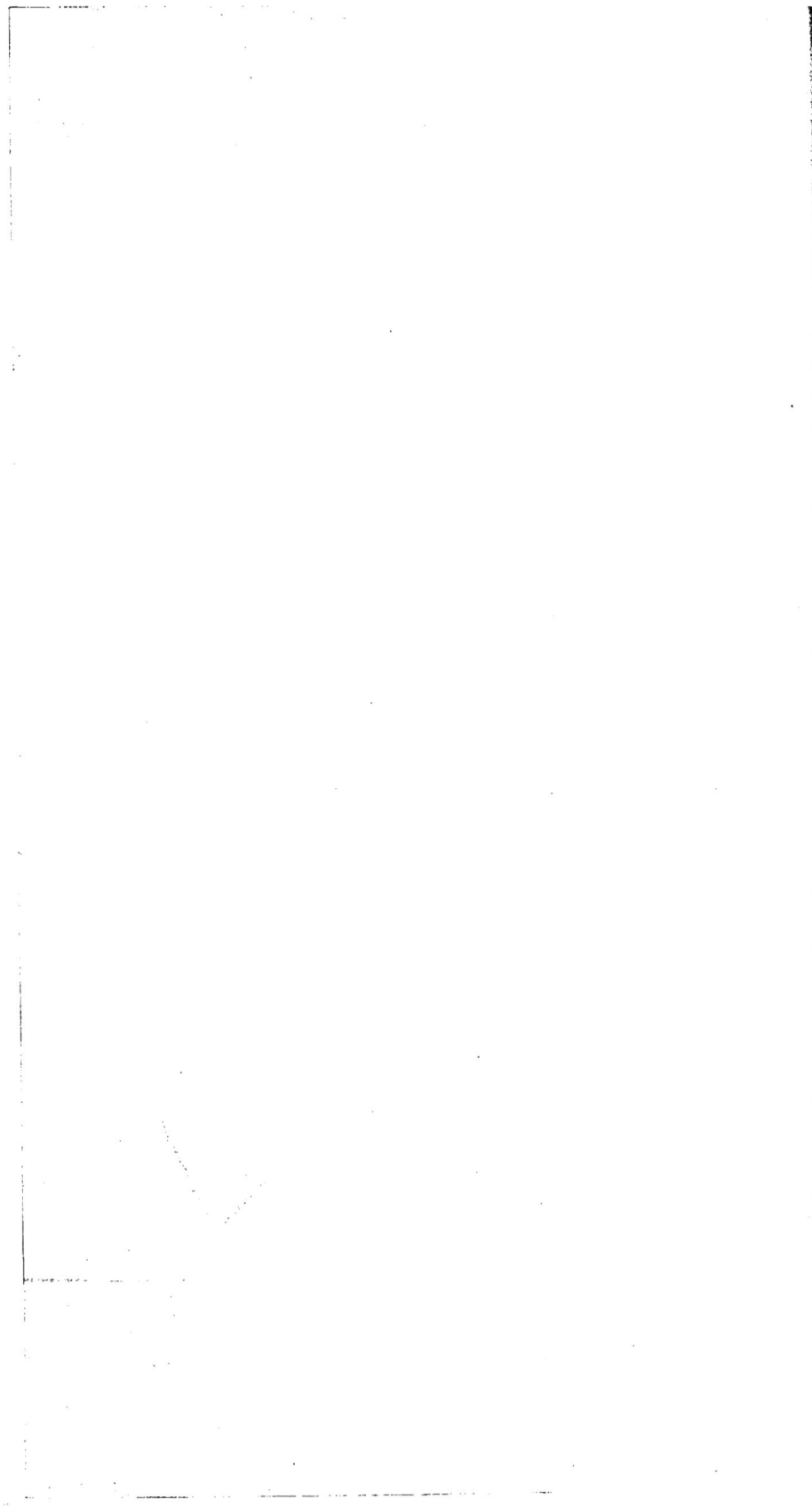

Ce sont : les ictères, les convulsions d'origine mal déterminée, les hydrocéphalies, les grippes, les coqueluches, les
rougeoles, les varicelles, les anémies, les leucémies, etc...

Années	Nombre de cas	Nombre de décès	Mortalité
1910	6	6	100,00 %
1911	11	8	72,72 —
1912 (les 7 premiers mois)	9	5	55,55 —
1912-1913	16	10	62,5 —

Nous n'établirons point de statistique de mortalité des
athrepsiques : elle s'impose malheureusement, puisque
tous ces poupons meurent après un séjour plus ou moins
prolongé.

§ 3. — Évolution des infections hospitalières.

Les salles de poupons constituant un milieu contaminé,
il est hors de doute que les infections secondaires y sont
fréquentes. Parlant des milieux hospitaliers, Hutinel
déclare que :

« Les infections secondaires qui modifient et aggravent
les infections premières y sont presque de règle, et, souvent, ce sont ces infections qui causent la mort. »

Il est évidemment nécessaire de prendre toutes les précautions possibles pour éviter la propagation des germes
infectieux. Pneumocoques, staphylocoques, streptocoques,
bacilles d'Eberth, de Koch, de Lœffler se rencontrent couramment dans l'atmosphère et sur les différents objets

d'une pouponnière. En particulier, les langes peuvent être le véhicule d'une contamination de proche en proche ; ceux qui ont servi à des diarrhéïques, à des gastro-entéritiques reçoivent des agents pathogènes divers : bacillus coli communis, streptococcus entéritis, bacillus perfringens, b. ramosus, micrococcus parvulus, etc..., dont le rôle n'est, d'ailleurs, pas entièrement déterminé.

De grandes mesures d'asepsie sont donc indispensables. Indépendamment des biberons, des tétines, des cuillers, il y a lieu de surveiller attentivement la houppe qui sert à poudrer les bébés, au moment du change de leurs langes. Beaucoup d'entre eux ont des tendances à faires des escharres, en particulier les hypotrophiques, les athrepsiques, tous ces petits malheureux à membres grêles, à aspect vieillot, à ventre flasque et distendu.

Ces escharres constituent des portes d'entrée pour les espèces de la flore microbienne vivant dans les selles et, par conséquent, déposées à la surface des langes ; la stérilisation de ceux-ci détruit ces germes, mais il faudrait réunir plusieurs conditions pour assurer le maintien de cet état de stérilisation : d'abord, les linges ébrouillantés séchés et repassés, devraient être enfermés aussitôt après le repassage dans des boîtes stérilisées qu'on n'ouvrirait qu'au moment de l'usage. Le professeur Weill, de Lyon, a démontré avec Dennery que le séjour du linge dans les salles de repassage et entre les mains des infirmières produit une contamination nouvelle de ce linge ; ces auteurs concluent que le linge lessivé qui arrive dans un service constitue, de par le milieu d'où il sort et par suite des manipulations qu'il a subies, une véritable condensation de germes pathogènes. D'où la nécessité d'enfermer le linge, bactériologiquement propre, dans des récipients stériles, immédiatement après l'action bactéricide du fer à repasser, suffisante pour détruire les germes.

Sortis de ces récipients, les langes ne doivent être touchés que par des mains soigneusement lavées ; entre l'enlèvement des draps souillés et leur remplacement par des pièces propres, les infirmières devraient se laver les mains et même les plonger dans des solutions antiseptiques : du sublimé à 2 pour 1.000 par exemple. Dans ces conditions les poupons seraient emmaillotés suivant les principes d'une rigoureuse asepsie.

En résumé, il faut donc, veiller à la propreté des instruments (thermomètres), à celle des ustensiles d'alimentation (biberons, tétines, cuillers, etc...), des langes, des accessoires de toilette (houppes à poudre, etc...) et à celle des mains du personnel. Ces conditions sont réclamées par la lutte contre les infections secondaires.

Mais, il y a d'autres desiderata.

L'atmosphère ne peut guère être stérilisée ; d'où le transport de lit à lit, par l'agitation de l'air, les courants d'air, de microbes dangereux tels que tous ceux qui peuvent propager la broncho-pneumonie (pneumocoques, streptocoques, staphylocoques, etc...). Il n'est pas douteux qu'il n'y ait des épidémies de broncho-pneumonie. Le remède à apporter est, de toute évidence, l'isolement dans un boxe. A défaut de boxes, des salles d'isolement des fiévreux remplissent, mais moins bien, un but analogue.

C'est précisément dans la lutte menée contre les infections secondaires que la pouponnière de Nancy a enregistré les meilleurs résultats. Cependant, elle n'a point le privilège d'être installée avec boxes, elle ne possède qu'une

modeste salle d'isolement. Seulement, la propreté rigoureuse du personnel, le dévouement dont il fait preuve, la
séparation immédiate des fiévreux des autres poupons et
d'autres circonstances, que nous allons exposer, ont permis d'obtenir des succès sérieux.

Nous avons décrit la disposition de l'ancienne pouponnière, les défectuosités inhérentes à son installation, par
suite du manque de volume d'air, d'insolation, de personnel, des commodités diverses, etc... A cette époque les
infections hospitalières causaient des ravages effroyables,
que le Dr Heisch a analysés, et que sa statistique traduit
par un taux de mortalité de 74 %.

Ces infections ont aujourd'hui disparu en presque totalité ; les broncho-pneumonies n'accusent plus qu'une mortalité de 53,33 %, au lieu de 80,66 % en moyenne lors des
années précédentes. Aussi bien, certaines de ces infections
étaient-elles difficiles à déterminer ; leur nature était mal
connue et leur traitement demeurait sans résultats. L'examen des poupons permettait de constater de la fièvre, de
l'anorexie, parfois des symptômes diffus, peu précis,
d'affections respiratoires ou digestives ; ces enfants ne
s'alimentaient plus, dépérissaient, sans que rien puisse
enrayer le mal. Si, par malheur, l'infection se greffait sur
un terrain athrepsique ou débilité, la mort survenait dans
les deux à trois jours qui suivaient l'entrée au service, parfois même plus tôt : une poussée de température, quelques
convulsions, des vomissements, une algidité ou une
hyperthermie, suivant le cas, et le poupon mourait.

Il faut le mentionner, ces cas sont devenus tout à fait
exceptionnels ; et plusieurs causes d'ailleurs paraissent
influer sur cette amélioration.

La salle d'isolement reçoit les poupons dont la température s'élève sensiblement et reste stationnaire. S'ils sont atteints d'une affection contagieuse, ou simplement d'un état fébrile, cette soustraction de la salle commune supprime les chances de contagion et influe favorablement sur l'état des poupons voisins qui sont à l'abri d'une contamination.

D'autre part, la terrasse d'héliothérapie contribue, par les bains d'air et de chaleur qu'y prennent les poupons, à donner à ces petits êtres fragiles un supplément de force, qui complète souvent une alimentation insuffisante ; on ne soumet pas à cette cure les débiles ni les fiévreux, mais les autres en profitent. Nous avons vu parfois presque tous les poupons présenter une légère élévation de température, à la suite d'une cause indéterminée. On les exposait sur la terrasse pendant quelques heures et à la suite de ce séjour à l'air, la température tombait, les poupons dormaient mieux et prenaient plus facilement le biberon.

La température inclémente de 1913 ne nous a pas permis d'utiliser à notre gré cette terrasse ; mais le peu de cas où nous avons pu recourir à son intervention nous en a démontré la bienfaisance, tant au point de vue de la diminution des états hyperthermiques qu'à celui de la régularité de l'équilibre physiologique de ceux qui en bénéficiaient.

Le volume d'air par poupons ($33^{m3}750$) est beaucoup plus considérable que celui qui existait à l'ancienne pouponnière ($18^{m3}750$) ; les petits malades jouissent par là d'une aération beaucoup plus large, et l'air vicié est facilement remplaçable par suite de la disposition des baies vitrées. On conçoit que dans une salle bien aérée, les règles de l'hygiène soient mieux respectées et la contagion moins répandue.

Enfin, la plus rigoureuse propreté préside aux soins donnés aux poupons ainsi qu'aux manipulations de leurs langes. Leurs baignoires sont aussi l'objet d'une surveillance de tous les instants de la part de la sœur chargée du service ; après chaque bain, elles sont lavées, récurées à grande eau, et tenues dans un état constant de propreté. Et nous sommes heureux de pouvoir rendre hommage ici au dévouement, digne des plus grands éloges, de la sœur de la pouponnière ainsi qu'à la bonne volonté et aux efforts des infirmières.

§ 4. — De quelques succès relatifs.

Nous avons constaté, depuis l'installation de la pouponnière actuelle, que certains résultats ont été acquis dans le domaine de la prolongation, de la survie, en quelque sorte, des débiles et des athrepsiques.

Autrefois, ces enfants, arrivés au service dans un état parfois indescriptible, succombaient dans un délai d'une brièveté extrême.

Le milieu infecté de l'ancienne pouponnière devenait pour eux rapidement mortel, fait facilement explicable et que nous avons analysé précédemment.

Actuellement, il existe encore de ces cas où la rapidité de l'infection est telle qu'elle ne laisse point à la thérapeutique le temps matériel d'intervenir ; il s'agit là, évidemment, de sujets amenés in extremis.

Mais, en général, les débiles, les hypotrophiques, les athrepsiques réagissent beaucoup mieux qu'au temps de la pouponnière ancienne ; or, il nous semble que la « qualité » (si l'on nous permet cette expression) de nos poupons n'est pas sensiblement supérieure à celle des nourrissons d'il y a deux ou trois ans ; et cependant ils se défendent mieux, ils luttent de toutes leurs faibles forces, parfois pendant plusieurs semaines, avant que leur déchéance physique ou des infections secondaires ne les emportent.

Puisque ces poupons résistent mieux, sans être pour cela dans un état plus favorable que leurs aînés, il faut qu'un facteur nouveau soit intervenu, que des circonstances meilleures leur permettent une survie plus longue. Athrepsiques, débiles, hypotrophiques succombent actuellement davantage par le degré de cachexie dont ils sont atteints que par la virulence des infections qui les envahissent ; en d'autres termes, les contages qu'ils sont susceptibles de recevoir ont diminué de fréquence et de virulence, et si ces enfants meurent, c'est parce que leur faiblesse ne leur permet de lutter que pendant un temps limité. Puis, l'état dans lequel ils nous sont amenés est indépendant de notre volonté ; nous ne pouvons agir que sur le milieu où ils vont être soignés. Si ce milieu se montre moins nocif que par le passé, ce qui traduit par la durée de la lutte soutenue par le malade avant qu'il ne succombe, c'est que ce milieu a subi des changements, qu'il est amélioré, et plus spécialement que son degré d'infection a diminué.

En somme, nos athrepsiques meurent davantage par le fait de leur cachexie, que par celui d'infections secondaires, dans la généralité des cas.

Nous conservons quelques jours, quelques semaines, des enfants qui autrefois mouraient dans les vingt-quatre ou quarante-huit heures.

Nous n'osons qualifier ce résultat de progrès, tant il est minime, dénué d'importance pratique, au sens vulgaire du mot. Néanmoins, cette très modeste amélioration permet d'entrevoir une époque, plus prochaine peut-être qu'on ne le croit, où les athrepsiques, totalement à l'abri des infections hospitalières, pourront, dans une certaine proportion, triompher de leur état précaire et se relever victorieusement de leur cachexie.

Si infimes qu'ils soient, nous avons tenu à mentionner ces faits ; ce ne sont pas des succès, tant s'en faut, mais ils indiquent une voie nouvelle, ils permettent certains espoirs, et il nous paraîtrait injuste de les passer sous silence.

§ 5. — Succès et insuccès

Il nous reste à dire quelques mots de certains succès, ou insuccès, que nos statistiques mettent insuffisamment en lumière, à ce qu'il nous semble. Depuis la mise en service de la pouponnière, la mortalité des cas de gastro-entérite, entérite, cholérine, a été de 73,33 %. Ce nombre est inférieur à ceux des années précédentes (moyenne : 86,66 %) ; et le taux des guérisons, bien qu'encore faible, est meilleur qu'autrefois.

Les affections aiguës du tube digestif étant en général peu variables d'intensité, de virulence, au cours des années, nous croyons pouvoir attribuer ce résultat à des éléments divers ; ainsi nous mettrons au premier plan la diminution des infections hospitalières, qui aggravaient ou compliquaient les affections précitées ; le choix d'un lait approprié à chaque cas qui permet de combattre efficacement des symptômes déterminés ; enfin l'installation tout entière, avec ses dépendances, ses dispositions commodes pour la stérilisation, la conservation, et la distribution du lait, le dosage minutieux des quantités de cet aliment et la régularité des heures de repas, sont des éléments qui doivent contribuer à une amélioration sensible, ne répondant pas encore aux vœux qu'on pourrait formuler, mais qui marquent le progrès accompli.

Les insuccès que nous enregistrons, traduits par certains nombres de nos précédentes statistiques, peuvent être attribués à des causes diverses, dont nous avons donné les caractéristiques essentielles.

En premier lieu, nous sommes souvent impuissants devant des cas de gastro-entérites rebelles à tout traitement médicamenteux, comme à tout régime alimentaire. Des poupons sont amenés dans un état grave ; ils sont diarrhéïques et vomisseurs tout à la fois ; leur masque plombé, leur amaigrissement parfois extrême, la fréquence et la fluidité de leurs selles sont autant d'indices d'un pronostic sombre. On essaie de modifier leur alimentation, par l'emploi de lait homogénéisé ou par un dosage plus rationnel de leurs repas ; on les soutient en même temps par le sérum de Quinton, quelquefois par l'huile camphrée : l'état de ces enfants n'est pas amélioré ; leurs selles traduisent le mauvais état de leur tube digestif ; trop liquides, trop fréquentes, et contenant des grumeaux, elles témoignent d'une digestion incomplète de l'aliment de son assimilation imparfaite. Ces poupons meurent, quelques efforts que l'on a pu faire pour les sauver. Nous n'apercevons guère de solutions capables de porter remède à cet état de choses ; il est dû principalement au fait qu'on nous apporte trop tardivement les poupons. Ni les soins éclairés, ni les produits alimentaires, ni les agents thérapeutiques ne leur manquent ; et toute leur histoire à la pouponnière se résume dans : il est trop tard.

De même, on n'enregistre guère de succès avec les hypotrophiques ; ceux-ci sont avant tout des enfants tarés. Le nombre des hypotrophiques par insuffisance d'alimentation est relativement faible par rapport à celui des tarés. Ces tares sont d'abord la syphilis, puis la tuberculose, et souvent les deux.

Les hérédo-syphilitiques sont nombreux ; particulièrement faibles, ils subissent une amélioration par l'application du traitement mercuriel, mais ils réagissent mal aux excitants extérieurs ; par exemple, ils digèrent difficilement, et deviennent souvent de ces dyspeptiques au ventre flasque, étalé, de batracien. Ils sont alors affaiblis et meurent d'une affection intercurrente.

. Il en est de même pour les hérédo-tuberculeux ; souvent les deux infections se sont rencontrées chez le même enfant ; c'est alors, suivant une expression acceptée partout, un « scrofulate de vérole ». En admettant qu'il vive, il ira grossir le nombre de ces malheureux, arriérés, débiles mentaux, rachitiques, hospitalisés à l'Hospice J.-B. Thierry, de Maxéville. Mais on n'en sauve guère. Que faire ? Comment lutter contre l'influence désastreuse des géniteurs ? C'est ce que le professeur Haushalter déplorait, au cours de sa clinique du 8 juillet 1913, au chevet d'un athrepsique hérédo-syphilitique :

Enfin, disait-il, soyons déjà satisfaits que ce poupon ait survécu aussi longtemps ; nous l'avons prolongé, c'est quelque chose ! Car nous ne pouvons pas faire que ses parents ne soient pas des syphilitiques ou des tuberculeux ! Le médecin ne peut pas tout faire, il y a la part de responsabilité des ascendants, du milieu social ; il ne faut pas nous demander l'impossible !

Nous ne saurions trop appuyer sur l'impuissance du médecin dans ces cas d'hérédo-syphilis ou d'hérédo-tuberculose ; les efforts les plus soutenus se heurtent à un état foncièrement mauvais, et pour un organisme qui surmonte sa déchéance, combien succombent ! Syphilis et tuberculoses, affections qui frappent l'homme jusque dans sa descendance, sont parmi les principaux pourvoyeurs de la salle d'autopsies. Leurs ravages ne sauraient s'évaluer chez les poupons, quelle que soit l'énergie de l'effort déployé contre eux; ils sont d'ailleurs attribuables aussi bien à l'état de dépression des enfants qui en sont atteints, qu'à l'infection elle-même.

Nous terminons ici l'exposé des résultats acquis pendant cette année de début du fonctionnement de la pouponnière. Heureux des succès indicateurs qu'elle a obtenus, nous déplorons la mortalité beaucoup trop forte encore qui y règne, en dépit de l'installation moderne, du dévouement du personnel et des soins attentifs dont il entoure les poupons.

Dans notre dernier chapitre, nous indiquerons quelques desiderata qui nous ont été suggérés au cours de notre séjour dans ce service, ou dans l'élaboration de ce travail. Nous formulerons ensuite nos conclusions.

CHAPITRE QUATRIÈME

La pouponnière actuelle de l'Hôpital de Nancy réalise un progrès considérable sur celle qui existait auparavant, tant au point de vue de son organisation générale qu'à celui des résultats acquis.

Cependant, elle ne peut exciper que de perfectionnements réels, bien qu'insuffisants, si l'on considère le but visé, et ce qu'on a fait dans d'autres pouponnières pour l'atteindre. Relativement à son organisation matérielle, ce service a donné ce qu'on en pouvait attendre. Il constitue un mieux, qu'il faut s'efforcer de rendre plus complet.

Après avoir montré ce qu'est la pouponnière, établissons ce qu'elle devrait être, quelles défectuosités elle présente, les remèdes qu'on peut y apporter, les desiderata qu'il est permis de formuler.

En matière de pouponnières, il semble que les facteurs essentiels soient :

1° L'état de l'enfant à soigner ;
2° Le local ;
3° Le matériel ;
4° Le personnel.

6

Nous plaçant successivement à ces divers points de vue, nous allons nous permettre d'exposer les observations qu'ils nous ont suggérées.

§ 1. — L'état de l'enfant à soigner

Nous avons déjà souligné l'importance de l'état des poupons qui entrent au service. Nous avons décrit les difficultés qui rendent souvent vains les efforts les plus persévérants.

L'hypotrophie, l'athrepsie, états morbides devant lesquels on est actuellement désarmé, se compliquent du fait de l'état propice du terrain qu'ils préparent aux infections secondaires, trop fréquentes chez les poupons. Nous sommes donc en présence d'enfants gravement atteints dans l'équilibre physiologique de leurs fonctions, et qui, plus que d'autres, contracteront des infections rapidement mortelles. S'il est difficile de lutter contre l'athrepsie, il l'est plus encore de combattre les affections intercurrentes.

De sorte qu'il faut revenir à l'un des principes énoncés plus haut, celui qui préconise l'entrée à la pouponnière des seuls enfants améliorables.

Nous avons indiqué les raisons, de sentiments principalement, qui s'opposent à une application stricte de cette théorie. L'on est obligé d'accepter les athrepsiques, tout en prévenant leurs mères du peu d'espoir qu'il reste de les sauver.

Les progrès réalisables dans cette voie nous paraissent porter surtout sur les moyens d'éviter les infections hospitalières ; peut-être que, dans un temps indéterminé, on pourra affirmer qu'un enfant athrepsique ou hypotrophique, est, du fait de son entrée dans une pouponnière, à l'abri de ces infections. Mais telle n'est pas la situation actuelle, on sait déjà ce qu'il faut faire pour réaliser des conditions d'isolement suffisantes, permettant de protéger les enfants contre les microbes pathogènes. Il y a là une question complexe, dont le matériel et le personnel sont les deux facteurs primordiaux. Malheureusement les boxes sont d'un prix de revient élevé, et l'on doit le plus souvent se passer de ces auxiliaires précieux. Nous reviendrons plus loin sur quelques améliorations à apporter au matériel existant actuellement, ce serait, à Nancy, le seul perfectionnement possible, sauf le cas de crédits abondants.

Une importance non moins grande s'attache au problème des convalescents. Ceux-ci, nous l'avons dit, sortent difficilement d'un cycle constitué par l'absence de soins maternels à un moment où ils sont indispensables, et par l'impossibilité de les soustraire aux infections, si on les garde au service.

Les médecins ont été frappés de la mortalité qui décime ces convalescents, et on a créé pour ceux-ci des pouponnières spéciales, ou asiles de convalescents ; ces établissements marquent une direction dans une voie nouvelle.

De toute évidence, les pouponnières de convalescents devraient être établies à la campagne, dans des régions dépourvues d'écarts brusques de température. L'air des champs ou de la mer serait un facteur puissant d'amélioration des poupons : il a fait ses preuves à la Pouponnière Pierre Budin, de Dieppe, où le Dr Poupault obtient d'excellents résultats par sa cure marine.

La proximité des grandes villes étant une cause d'infection, ces établissements doivent se trouver à des distances suffisantes des agglomérations urbaines. Ils sont réservés aux poupons dont l'état réclame des soins particuliers ; il n'y a pas là d'enfants sains, encore moins de malades. On les appelle en Suisse « Sauglinsheim », ce sont des maisons de régimes. Elles sont sous le contrôle étroit des médecins.

L'asile pour nourrissons débiles de Médan a été en France le premier fondé en vue des soins à donner aux convalescents ; les Drs Méry et Triboulet sont d'accord pour dire qu'on y obtient d'excellents résultats alimentaires, pourvu que les enfants y échappent aux maladies contagieuses, ils préconisent la généralisation de ce genre d'établissements.

On disposerait alors, à une distance convenable des villes où existent des pouponnières, d'asiles de convalescents où l'on transporterait les enfants avec toutes les précautions désirables. Là, ils seraient isolés pendant un temps correspondant à la période d'incubation des maladies contagieuses les plus courantes. Ensuite, on pourrait comme on le fait à Dieppe, pratiquer l'élevage en commun, mais toutefois sur une petite échelle ; l'établissement serait muni de boxes pour les cas douteux, et le personnel devrait avoir une instruction sérieuse, une pleine conscience de ce qu'il doit faire ou éviter. On pourrait ainsi sauver probablement la grande majorité des enfants convalescents qui succombent, ou chez eux par le manque de soins, ou à la pouponnière par suite d'infections secondaires.

Ce n'est là qu'un côté de la question, puisqu'elle reste intacte en ce qui concerne les poupons à ne pas accepter au service. Ici, nous ne voyons pas bien l'amélioration possible, il faut évidemment répandre à profusion l'instruction qui permettra aux mères de ne point laisser chanceler la santé de leur enfant ; il faut multiplier les consultations pour nourrissons, encourager les mères à les fréquenter, il faut gagner leur confiance : des œuvres, trop peu nombreuses malheureusement, luttent pour cette cause si digne d'intérêt. Alors seulement, les mères sorties de leur ignorance ne laisseront plus leurs enfants devenir des athrepsiques ; car ce n'est jamais dans les mains des médecins qu'une telle déchéance s'établit. Et, alors seulement, des progrès sérieux pourront être enregistrés.

Qu'il nous soit permis de saisir l'occasion de louer hautement, ici, les philanthropes qui ont contribué généreusement à la fondation de ces œuvres élevées, si éminemment utiles à notre époque de dépopulation. Déplorons que tant de ressources précieuses, qui pourraient être si bien employées pour le sauvetage de l'enfance malade, soient plutôt utilisées à des buts, peut-être intéressants mais qui ne peuvent, à coup sûr, prétendre au caractère national, d'une urgence évidente de la question qui nous occupe.

L'alimentation des poupons, facteur très important de leur équilibre général, fait à juste titre l'objet des soins attentifs du personnel. Non seulement le lait présente toutes les garanties voulues au point de vue qualité, stérilisation, mais sa distribution et son emploi sont entourés de précautions minutieuses.

Le choix de l'aliment prend une importance particulière du fait que la plupart des affections du tube digestif du nourrisson ressortissent en premier lieu à une alimentation lactée défectueuse. Il importe de savoir quel lait buvait le poupon au moment du début de sa maladie ; quels soins lui étaient réservés ; quand et par quelles quantités il était donné. Ce n'est encore que la partie purement matérielle du problème de l'alimentation ; un autre facteur intervient, celui de la stimulation du poupon, qui fait ordinairement défaut à l'hôpital.

Il faut envisager le repas comme un acte physique, accompagné de conditions, de nécessités morales, si l'on peut dire.

L'acte physique n'est pas, ainsi qu'on pourrait le supposer, réduit aux divers mouvements de succion et de déglutition de l'aliment. Certes, ces mouvements en constituent la part essentielle et la mère comme le médecin sont rassurés sur l'état de l'enfant quand il boit convenablement. Mais qu'importe qu'il ait de l'appétit, s'il boit trop goulûment et vomit le lait ingéré ? C'est ici qu'apparaissent les conditions nécessaires à l'assimilation de l'aliment ; elles résident :

Dans la multiplicité des repas ;

Dans leur durée ;

Dans l'aptitude spéciale à chaque poupon de boire plus ou moins facilement ;

Dans les soins apportés à la confection des repas, et aussi la suffisance en nombre du personnel employé à les distribuer.

Nous n'entrerons pas dans le détail du nombre des repas qu'un poupon malade doit prendre dans les vingt-quatre heures. Ce sont là choses connues et appliquées partout. Mais il ne faut pas oublier que du fait de son état maladif, l'enfant subit des modifications profondes au point de vue de l'appétit, et de la tolérance des aliments. Tel poupon qui, avant d'être malade, buvait avidement et à n'importe quelle heure, se montre par la suite difficile, têtu ; certaines heures lui conviennent, il se montre rebelle à des tétées régulièrement espacées ; bref, les difficultés s'accumulent ; c'est alors qu'intervient le réglage des heures de repas, réglage indispensable à une nutrition rationnelle. Lorsqu'il s'agit d'alimenter tous les enfants d'une pouponnière, les obstacles croissent en raison de l'âge variable des sujets, qui exigent non seulement des aliments différents, mais aussi un espacement variable des repas. Si l'on ajoute que dans bien des cas, le médecin est réduit à la méthode expérimentale pour savoir quel lait convient à tel cas, c'est-à-dire que le choix de l'aliment est souvent empirique, on imaginera mieux l'importance de ces questions souvent considérées comme accessoires, et les difficultés répétées que présente l'alimentation artificielle des nourrissons.

La durée des repas est fort variable, car il y a des différences considérables entre plusieurs poupons du même âge, suivant leur état. Les uns paraissent hypnotisés par le biberon qu'ils ne quittent pas des yeux et vident en quelques minutes, sans s'interrompre de téter ; d'autres boivent posément ; et enfin certains poupons sont beaucoup plus intéressés par ce qui les entoure que par le lait qu'on leur présente. Tous les degrés sont représentés, depuis l'enfant qui vomit, tant il a bu trop vite, jusqu'à celui qui met une demi-heure pour absorber 90 grammes de lait, comme il arrive pour les athrepsiques, si faibles qu'ils ne peuvent plus saisir la tétine. Il y a là une question d'aptitudes individuelles qu'un élevage rationnel peut développer dans bien des cas.

En effet, les athrepsiques, les hypotrophiques s'alimentent mal par défaut des forces nécessaires à l'acte physique du repas. Mais d'autres enfants sont amenés sans lésions apparentes, parce qu'ils ne boivent plus. Nous les appelons « poupons atones », « poupons anorexiques » parce que leur inappétence n'est pas le fait d'une tare (visible ou perceptible, tout au moins). Il s'agit de faire leur rééducation, car souvent ce sont des enfants que leur mère a abreuvés sans méthode, chaque fois qu'ils criaient ou s'agitaient. Ils se mettent alors à vomir, refusent le biberon et dépériraient si une alimentation surveillée de près n'intervenait pas.

La température du lait mis dans le biberon joue un rôle important dans le refus de boire de certains enfants ; il est nécessaire de refroidir les biberons quand ils sortent du Sohxlet, sinon le poupon réagit à la chaleur trop forte du lait et le rejette immédiatement.

Ces multiples difficultés s'augmentent dans les pouponnières de ce que nous avons appelé précédemment le manque de stimulation normale du poupon. Il faut entendre par là qu'un nourrisson élevé par une mère dévouée reçoit d'elle de multiples invitations à prendre le sein ou le biberon ; quelles agaceries, quelles cajoleries les mamans n'emploient-elles pas pour décider l'enfant rétif à s'alimenter ! Leurs caresses, leurs paroles, encouragent le petit être, et cela est si vrai que beaucoup de poupons ne peuvent se passer de cet adjuvant moral. Non seulement ils refusent d'accepter le biberon de mains étrangères, mais il leur faut souvent tout un appareil spécial, nous dirions presque une mise en scène, pour qu'ils se mettent à têter ; la mère doit faire certains gestes, prononcer certaines paroles, elle a inconsciemment habitué son bébé à être entouré de circonstances particulières à l'heure des repas.

Dès lors, quand ces poupons sont entre des mains inconnues d'eux, ils sont effrayés, déroutés, ne veulent pas boire ; il leur manque leur milieu habituel et ses accessoires.

Les infirmières ne peuvent remplacer ici les mères absentes, et leurs efforts se heurtent à la répugnance instinctive des poupons. C'est là un défaut commun à toutes les pouponnières, qui joue un rôle d'une importance facile à mettre en lumière.

Tous ces facteurs physiques et moraux de l'acte physiologique du repas sont autant de questions qui devraient être soigneusement étudiées et enseignées au personnel des pouponnières. Mais ici encore, et nous y reviendrons, on se trouve en présence d'impossibilités matérielles qui entravent la réalisation des progrès entrevus ; le nombre des infirmières, les gages qui leur sont alloués, le niveau de leur instruction, ne permettent pas d'espérer, de ce côté, des améliorations sérieuses. Et d'ailleurs, en supposant réunies les conditions de soins, d'élevage, les plus favorables matériellement, nous ne pourrons faire que nos poupons prennent le sein maternel, et reçoivent les soins de leur mère.

Par suite, on ne peut que veiller à l'observation stricte des règles d'hygiène alimentaire des nourrissons, et s'efforcer de former des infirmières documentées, aimant assez les enfants, pour suppléer par leur dévouement à la présence maternelle ; et ceci nous amène à parler d'une catégorie très spéciale de poupons, ceux qui viennent des hospices de l'Assistance publique.

Les nourrissons de l'Assistance publique sont nombreux à la pouponnière ; ils fournissent à la gastro-entérite en été, à la broncho-pneumonie en hiver, un tribut d'autant plus lourd que peu d'entre eux échappent à la mort. Ils entrent dans nos statistiques de mortalité pour une part considérable.

A quoi tient la fragilité spéciale de ces enfants ? Nous croyons pouvoir attribuer une grande responsabilité dans cet état d'affaiblissement aux parents qui abandonnent leurs poupons entre les mains de l'Assistance. Ils s'en débarrassent parce que ces bébés n'ont point été désirés ; parce qu'ils apportent une entrave au gain de l'existence ou, plus simplement, à la liberté d'action de leurs géniteurs.

Voici les petits abandonnés installés à l'Hospice Saint-Stanislas ; certes, les soins ne leur manquent pas dans cet établissement ; religieuses et infirmières s'efforcent de les soigner dans les conditions les plus favorables ; mais l'enfant qui leur arrive a le plus souvent subi des privations, il est déjà un débilité. Comme ces enfants sont élevés en commun, que l'hospice est installé suivant des conceptions totalement différentes de celles qui règnent actuellement parmi les médecins, comme l'isolement y est un mythe et que le personnel manque de l'instruction spéciale nécessaire, toutes ces conditions défectueuses, et indépendantes, disons-le, de la volonté de l'Administration, font que nombre de poupons déjà prédisposés sont atteints d'infections diverses. Et cependant ils ne font en général à l'hospice qu'un court séjour ; ils n'y demeurent que jusqu'à leur placement chez les nourrices ; souvent ils étaient déjà malades lors de leur entrée à Saint-Stanislas ; ils peu-

vent y contracter des affections nouvelles. De sorte
qu'après un séjour plus ou moins long, ils nous sont
apportés à la pouponnière, où en général, ils meurent !

L'idéal serait évidemment qu'il existât à Saint-Stanislas
une pouponnière d'élevage, ainsi qu'il est pratiqué à
Paris ; tout au moins devrait-il exister à l'hospice une
infirmerie spéciale pour les poupons assistés malades.

Les quelques rares « rescapés » (qu'on nous permette
cette expression) qui auront impunément séjourné pendant un laps de temps variable dans ce milieu contaminé,
nocif qu'est la salle commune, vont être rendus à Saint-
Stanislas, en attendant qu'on découvre pour eux la nourrice... introuvable, hélas! car personne ne veut se charger
d'eux !

Les pupilles de l'Assistance publique forment donc une
catégorie spéciale de poupons particulièrement affectée
par les maladies, et chez lesquels l'affaiblissement, l'état
de résistance insuffisante donnent aux infections un caractère de gravité se traduisant par une mortalité bien supérieure à celle des autres nourrissons.

L'attention des médecins de l'Assistance publique, celle
de ses hauts fonctionnaires et, enfin, celle des médecins
qui reçoivent les pupilles dans les pouponnières, a été
naturellement appelée sur ces faits. Des enquêtes ont été
prescrites, il en est résulté des rapports qui mettent en
lumière la nécessité, pour ce grand service public, de pos-
séder ses pouponnières spéciales, où les poupons assistés
recevraient les soins de médecins désignés à cet effet et
ceux d'un personnel recruté en vue de l'œuvre délicate qui
lui est confiée. Ces pouponnières auraient sur l'organisation actuelle l'avantage d'être installées à la campagne ;

elles soulageraient d'autant le service de l'hôpital civil ;
les résultats seraient meilleurs des deux côtés, parce que
les poupons assistés bénéficieraient de conditions plus favorables dans une pouponnière extra-urbaine, et que le service de l'hôpital de Nancy ne recevant plus d'enfants difficiles à sauver du fait de leur provenance, verrait sa mortalité diminuer.

Il y a tout à gagner par l'établissement de ce genre
d'asiles. C'est la conclusion du rapport adressé à la Préfec-
ture de Nancy par M. le Dr Henrion, en 1903, sur « une
réforme dans l'Assistance départementale des enfants de
un jour à deux ans ». Il développe ainsi ses idées :

« Si l'allaitement au sein, qui est réputé le meilleur,
est presque illusoire, demandons carrément, franchement
l'allaitement au biberon bien dirigé, bien surveillé. Mais
pour qu'il soit bien dirigé, vous comprendrez facilement
qu'il faut la concentration des enfants assistés dans un établissement unique.

Cet établissement, qui pourra recueillir cent enfants au
moins, sera de préférence dans un village voisin de Nancy :
la salubrité de l'endroit sera d'un grand poids dans le
choix de la localité, et son aménagement répondra à toutes
les nécessités pour l'hygiène : exposition sans critiques
possibles, aération, préaux couverts et en plein air, cube
d'air intérieur donné avec largesse à la vie commune, division du domaine suivant les divers emplois : pouponnat,
chambres, locaux d'administration, aménagés suivant
toutes les exigences, buanderies, séchoirs, bains, lava-
bos, etc., etc...

...Le domaine sera en communication facile avec l'hospice dépositaire ; il s'appelera : Asile départemental des enfants assistés du premier âge. »

A Nancy, MM. Chevillet et Roy, inspecteur et sous-inspecteur de l'Assistance publique, se sont préoccupés de la création d'un tel établissement ; des rapports récents (1912-1913) ont été adressés par eux à l'autorité compétente. D'accord avec les médecins de l'Hospice Saint-Stanislas et ceux qui ont reçu mission de surveiller les enfants assistés du premier âge, ils attribuent la mortalité trop forte de ces poupons à leur état précaire et leur placement prématuré chez des nourrices. Ces faits sont corroborés par de nombreux médecins, qui tous accusent le placement en des saisons trop rigoureuses, l'exiguïté des locaux occupés par les nourrices ; les tares héréditaires nécessitant des soins spéciaux, etc... (Rapport de M. Roy, 1908.)

M. Roy conclut à la nécessité de la création d'une pouponnière, d'accord en cela avec les médecins les plus autorisés ; et M. Chevillet, *constatant que les deux tiers des nourrissons assistés meurent à une époque voisine de leur naissance, déclare qu'à son avis « la création projetée s'impose » et « qu'il ne voit pas d'autres moyens à employer pour enrayer la mortalité qui décime les pupilles ».*

Le docteur Porak, dans un rapport sur les pouponnières adressé au ministère de l'intérieur, s'étonne de ce que la loi Roussel du 23 décembre 1874 ne soit pas appliquée aux 8.000 poupons assistés et aux 4.000 enfants de nourrices qui vivent à Paris.

Rappelons que la loi Roussel a pour but la protection des enfants du premier âge placés en nourrice et celle des enfants des nourrices. Ses deux articles essentiels sont ainsi conçus :

: a) *Tout enfant de moins de deux ans, qui est placé, moyennant salaire, en nourrice, en sevrage, ou en garde, hors du domicile de ses parents, devient par ce fait l'objet d'une surveillance de l'autorité publique, ayant pour but de protéger sa vie et sa santé.*

b) *Toute personne qui veut se placer comme nourrice sur lieu est tenue de se munir d'un certificat du maire de sa résidence, indiquant si son dernier enfant est vivant, et constatant qu'il est âgé de sept mois révolus, ou, s'il n'a pas atteint cet âge, qu'il est allaité par une autre femme.*

Cette loi protégerait admirablement la première enfance, et assurerait aux enfants dont les mères se placent comme nourrices un minimum de sept mois d'alimentation au sein. Son application n'est malheureusement pas très rigoureuse, nous en avons un exemple dans le rapport précité du Dr Porak; il est à souhaiter que l'autorité rende ces mesures plus effectives.

Ajoutons, que dans l'enquête ouverte en 1880 sur la mortalité des enfants assistés des 86 départements, décédés avant l'accomplissement de leur 12me mois, le Dr Porak, a relevé les chiffres suivants :

En 1828	mortalité générale........	50,36 %
— 1858	— —	56,99 %
— 1897	— des légitimes....	14,71 %
— 1897	— des naturels.....	32,52 %
— 1899	— des légitimes....	12,50 %
— 1899	— des naturels.....	23,85 %

dans le cours de la première année.

Nous venons d'exposer un desideratum très important

consistant dans la suppression à la pouponnière de Nancy de la présence d'enfants assistés provenant de l'Hospice Saint-Stanislas.

Les avantages que la pouponnière pourrait retirer de ce fait consistent surtout dans l'augmentation du nombre de places qui deviendraient libres, dans la diminution des infections apportées du dehors et, enfin, dans un abaissement du pourcentage de la mortalité.

Les intérêts des poupons de l'Assistance publique ne seraient point lésés ; au contraire, ils seraient dans des conditions éminemment favorables à leur développement normal.

Souhaitons donc, puisqu'administrateurs et médecins sont d'accord, que la pouponnière départementale des enfants assistés soit rapidement créée, dans l'intérêt général.

§ 2. — Le local

La topographie de la pouponnière de Nancy, bien comprise dans ses grandes lignes, nous paraît présenter quelques défauts qui ont retenu notre attention.

L'installation actuelle est de beaucoup supérieure à celle de l'ancien service. Les différentes pièces réservées aux poupons occupent tout le premier étage d'un bâtiment isolé ; c'est une amélioration importante, puisqu'ainsi les agents infectieux risquent moins d'être transportés d'une clinique à l'autre par voie de contiguïté ou de voisinage. La pouponnière est entourée d'arbres, trop peu nombreux, mais qui contribuent à l'isoler davantage. Par contre, le voisinage de la rue qui borde sa façade nord est regrettable, par suite de l'apport des poussières urbaines.

L'exposition du bâtiment, son aération, le volume d'air de ses salles, leur disposition générale sont autant de points qui ont été bien étudiés et qui réalisent une amélioration sérieuse. En particulier, la terrasse d'insolation permet de mettre les poupons à l'air, sans qu'ils cessent d'être abrités et en l'absence des éléments de contagion qu'étaient autrefois les petits malades du Pavillon Virginie-Mauvais, qui venaient prendre leurs ébats sur la terrasse où l'on exposait les poupons.

Enfin toutes les commodités exposées dans notre deuxième chapitre ont fait de ce service un lieu d'hospitalisation moderne et bien conçu des nourrissons malades.

Cependant, nous formulerons à titre personnel, quelques observations sur certaines dispositions intérieures de la pouponnière.

Si l'on veut bien se reporter au plan A que nous publions, on constatera qu'il manque un organe essentiel, la salle d'entrée provisoire des poupons. Nous voudrions que tout enfant auquel a été délivré un billet d'entrée soit introduit dans une salle spéciale, où un examen plus complet que celui de la consultation pourrait avoir lieu, par l'interne chargé du service. Le mode actuel d'entrée des poupons prête à des critiques justifiées, puisque les petits malades sont apportés d'emblée dans la salle commune, où on les déshabille et où il est procédé à leur toilette. Que de germes pathogènes, que d'agents d'infections sont ainsi introduits dans ce milieu déjà contaminé !

Un poupon atteint de broncho-pneumonie, de cholérine, va ainsi répandre ses contages autour de lui et sur les
objets qui le toucheront sans qu'il soit possible d'empêcher cette dissémination, dans l'état actuel des choses.

S'il existait une pièce spéciale, de petites dimensions
d'ailleurs, où un examen attentif de l'entrant puisse être
effectué, on éviterait bien des méprises et la salle commune
recevrait moins de microbes pathogènes.

Si l'on veut bien se reporter au plan B, que nous avons
tracé et reproduit pour représenter la pouponnière telle
que nous la concevons personnellement, on voit, donnant
directement sur le couloir, à côté du cabinet de l'interne,
une pièce désignée sous le nom de cabinet d'entrée des
poupons ; on remarquera qu'elle communique avec le
cabinet de l'interne, lequel est lui-même en communication directe avec la salle d'attente des mères (le vestibule
actuel). Toutes ces pièces donnent en même temps sur le
couloir. Supposons réalisée cette disposition. Les mères
arrivent avec leurs poupons et séjournent dans la salle
d'attente avant d'être introduites dans le cabinet de
l'interne. Là, celui-ci fait subir à la mère l'interrogatoire
nécessaire à la rédaction de l'observation de l'enfant. Puis
celui-ci passe, toujours accompagné de sa mère, dans le
cabinet d'entrée des poupons, où la sœur ou des infirmières
déshabillent le petit malade, le baignent, le lavent, lui
mettent des vêtements stérilisés ; *alors seulement le poupon est apporté à la salle commune ou à la salle d'isolement.* Et si la sœur ou une infirmière éprouvent une
appréhension quelconque, un doute sur le motif de
l'entrée, l'interne se trouve à leur portée immédiate pour
trancher la question. On évite ainsi la contamination de

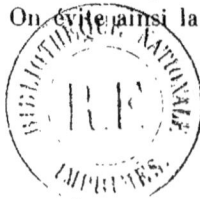

7

la salle commune par l'apport d'un poupon dangereux par lui-même et par la septicité de ses langes.

La salle d'entrée des poupons comprendrait un matériel très simple ; une grande table passée au ripolin supporterait deux oreillers, ou davantage, sur lesquels les poupons seraient déposés pour leur déshabillage ; des tiroirs disposés sous la table contiendraient le linge stérilisé qui va revêtir les poupons après leur toilette ; pour que celle-ci soit rendue commode, la salle contiendrait deux baignoires identiques à celles de la salle commune, et qui seraient desservies comme les autres par le distributeur central d'eau chaude. Le parquet devrait être constitué par de la mosaïque ou un carrelage facile à laver à grande eau. Les murs seraient peints au ripolin comme tous ceux du service, et lavés le plus fréquemment possible.

Les mères ne pénètreraient dans cette salle que pour y déposer leur enfant ; le linge de celui-ci serait immédiatement passé à l'étuve pour lui être remis le jour de sa sortie.

Enfin cette pièce contiendrait les divers accessoires nécessaires à la toilette de l'enfant, boîtes à poudre, houppes, etc., etc...

On conçoit aisément qu'avec ces précautions, le poupon apporté à la salle commune serait dans des conditions, sinon de rigoureuse asepsie, du moins de propreté minutieuse. Convenablement lavé, baigné et revêtu de linges stériles, il ne pourrait apporter des microbes pathogènes dans le milieu nouveau où il va être soigné couramment.

Le plan B montre clairement qu'une telle disposition serait facile à réaliser, même en conservant les grandes lignes de la topographie actuelle. Une observation peut nous être faite ; la comparaison des deux plans montre

que pour obtenir la pièce supplémentaire que constitue le
cabinet d'entrée des poupons, il a fallu occuper un cabinet
de débarras, et reporter celui-ci auprès de l'appartement
de la sœur, sur lequel il empiète. D'autre part cette disposition réduit un peu la surface de la cuisine ; mais elle
laisse libre tout le couloir, assure le service indépendant
de toutes les pièces et permet l'organisation rationnelle de
l'ensemble du service.

Le lit de la sœur peut être placé au besoin contre les
parois sud ou ouest, et si l'on veut établir, comme
l'indique le plan, une loggia (ou bow-window) lui donnant
plus d'air et de soleil, elle ne perdrait rien à la réduction
de sa chambre.

Ainsi comprise, l'installation de la pouponnière réuni-
rait plusieurs avantages qui auraient, de plus, le mérite
d'avoir été réalisés économiquement, puisque notre projet
a comme bases le local actuel.

Appelons aussi l'attention sur le danger qui réside dans
les visites hebdomadaires (ou plus fréquentes) des mères ;
celles-ci ont parfois des enfants malades à la maison ; elles
viennent visiter leur poupon sans changer de toilette ni
prendre, le plus souvent, les précautions les plus élémentaires d'hygiène.

En entrant dans la salle commune, elles disséminent
autour d'elles les germes déposés à la surface de leurs
mains, de leur corps, de leurs vêtements. Sans vouloir
exagérer leur rôle de porteurs de bacilles, il est permis de
douter de l'inoccuité d'une telle manière de faire. Il faudrait, pensons-nous, n'introduire les mères qu'après leur
avoir fait revêtir des blouses stérilisées qu'elles quitte-
raient à leur sortie, s'être lavé les mains et le visage. Si

l'on trouve trop compliquées, peu faciles à réaliser, ces
précautions d'élémentaire propreté, nous répondrons que
dans les services munis de boxes, en France et à l'étranger,
on use de bien d'autres minuties, dont la récompense
réside dans des résultats en rapport avec les soins que l'on
a pris.

Cette question des boxes nous amène à examiner ce qui
existe à la pouponnière au point de vue de l'isolement des
contagieux et des fiévreux.

Les contagieux proprement dits, c'est-à-dire les enfants
atteints d'affections rangées habituellement dans la catégorie des maladies contagieuses, telles que rougeole, varicelle, variole, etc., sont envoyés directement dans la partie de l'hôpital réservée à cette catégorie de malades ; les
pavillons de contagieux sont éloignés de tout service hospitalier, et les poupons y sont placés au même titre que
d'autres malades ; le personnel médical de la Clinique
infantile va les visiter chaque jour, et plus souvent, s'il
le faut. Ils sont mis dans de petites salles où se trouvent
des malades plus âgés sans que, toutefois, la différence
d'âge dépasse quatre ou cinq ans.

Nous ne pouvons pas critiquer cette manière de faire,
ayant constaté qu'elle est la seule possible actuellement à
l'hôpital de Nancy. Il faut espérer cependant qu'un temps
viendra où une annexe de la pouponnière sera réservée aux
poupons contagieux, qui ne seront plus exposés au contact de germes pathogènes, d'autant plus dangereux pour
eux qu'ils ont subi un passage par des organismes plus
âgés, mieux conditionnés pour résister à leur action ; germes ayant acquis de ce fait, d'après les idées en cours, une
virulence d'autant plus forte.

Les autres contagieux, qui ne sont dangereux que pour leurs voisins de même âge, gastro-entéritiques, broncho-pneumoniques, coquelucheux, etc., sont évacués à la salle d'isolement dès qu'une poussée fébrile prolongée se manifeste. On ne tarde point à s'en apercevoir, puisque les températures sont prises matin et soir.

Cette pratique a donné lieu à de bons résultats ; sans revenir sur nos statistiques, nous croyons pouvoir affirmer que la quasi-disparition des infections hospitalières doit être attribuée à l'isolement des fiévreux ; isolement précoce et rigoureux, que le personnel infirmier a toute latitude d'instituer quand il le juge nécessaire, sans ordres formels des médecins. La salle d'isolement des fiévreux est bien petite, mais elle a été suffisante jusqu'à présent, et l'on ne peut faire mieux pour le moment. Les crédits alloués n'ont pas permis l'installation de boxes ; il serait désirable pourtant qu'il en existât deux ou trois dans le service. Malheureusement, un boxe nécessite beaucoup de soins, et absorbe un temps considérable de la part des personnes qui sont chargées de son entretien. Nous sommes donc limités non seulement par le manque de crédits mais par celui du personnel ; ce qui revient au même. Peut-être une initiative privée permettra-t-elle un jour de réaliser cette amélioration si nécessaire.

En attendant, il faut continuer à veiller à l'isolement rapide et rigoureux des fiévreux, qui a donné et donnera encore des résultats satisfaisants.

Au point de vue de la prophylaxie des maladies contagieuses, notre attention a été attirée sur une question d'ailleurs à l'ordre du jour en France, celle de la transmission des microbes pathogènes par les insectes, et en particulier par les mouches. Souvent, nous avons vu ces diptères envahir en grand nombre la salle commune de la pouponnière, se poser sur tous les objets qu'elle renferme, ainsi que sur les visages et les mains des poupons. Les exsudats qui perlent à la surface de la peau paraissent les attirer tout spécialement ; volant de poupon à poupon, les mouches disséminent ainsi les agents infectieux qu'elles ont retenu par adhérence aux cupules des poils microscopiques qui garnissent l'extrémité de leurs pattes.

Les professeurs Spillmann et Haushalter ont, depuis longtemps, démontré que les mouches peuvent servir à la dispersion du virus tuberculeux ; elles se posent en effet souvent sur les crachats des bacillaires, et ne sont point incommodées par l'ingestion du virus ; celui-ci sort intact de leur tube digestif, et se trouve déposé sur les muqueuses ou la peau avec les excréments de l'insecte.

Mais, en particulier, pour ce qui concerne la diarrhée infantile, les médecins américains et anglais attribuent aux mouches une grande part dans la propagation de l'affection. Capeman a montré que la cholérine régnait endémiquement dans les habitations voisines des dépôts de gadoues. Niven et Climens ont établi une corrélation entre le nombre des cas de diarrhée infantile et celui des fumiers, lieux de naissance et de prédilection des mouches dans plusieurs districts de la ville de Manchester. (*The Lancet*, 1910.)

Aux Etats-Unis, Jackon « a constaté l'étroit parallélisme qui existe à Brooklyn entre le chiffre des décès par diarrhée cholérine au cours des étés 1907, 1908 et le nombre des mouches capturées pendant les semaines correspondantes. » (*Public health*, 1909.)

Enfin Nash considère ces insectes comme un facteur important des épidémies de diarrhée estivale. (*Journal of hygiène*, 1909.)

Cela est très vraisemblable si l'on considère que Metchnikoff a montré que le microbe habituel des diarrhées infantiles est le bacillus proteus, qui existe dans les selles des entéritiques et qu'on retrouve sur les pattes des mouches.

Le médecin-inspecteur Vaillard, dans une très récente communication au Conseil d'hygiène publique et de salubrité du département de la Seine, a rappelé toute l'importance du rôle des mouches dans la propagation des infections. (Choléra, typhoïde, diarrhée infantile, tuberculose, etc...) Il appelle particulièrement l'attention sur la mouche domestique (musca domestica) la petite mouche domestique (Homalomya Canicularis) et la grosse mouche grise piquante (stomoxys calcitrans) plus dangereuses encore que les précédentes, puisqu'elle dissémine les bactéries et leur virus non seulement par contact, mais par inoculation.

Il y a là une question de prophylaxie du plus haut intérêt. Or, il nous a été donné de voir des mouches visiter tous les poupons, passer successivement sur des selles de diarrhéiques, des lèvres boursouflées de stomatite impétigineuse, des pustules de pyodermite, véhiculant ainsi quantité de bactéries dangereuses.

Ayant eu l'occasion de constater combien il était facile de lutter contre ces insectes, au moyen d'un dispositif très simple et peu coûteux, nous croyons bien faire en indiquant en quoi il consiste, et nous joignons à l'appui de notre description deux croquis qui feront mieux saisir la simplicité de ce moyen de défense.

Sur un cadre de bois ordinaire (fig. 6), du sapin par exemple, on tend de la toile métallique à très petites mailles.

Les dimensions de ce châssis de bois ont été calculées d'après celles des fenêtres ou des ouvertures au-devant desquelles on a l'intention de le placer. Appliqué contre l'armature périphérique de ces fenêtres, il clôt hermétiquement leur orifice ; l'air, la lumière ne subissent aucune diminution dans leur passage à travers ces toiles, à fil métallique si fin qu'elles ne gênent aucunement la vue. Enfin, ces châssis peuvent épouser n'importe quel forme de fenêtre ou de vasistas. On peut les installer à demeure ou avec possibilité de les enlever; s'ils doivent rester en place continuellement on les place tout à fait extérieurement à la fenêtre ; s'ils doivent être amovibles, on les installe dans l'encadrement même de la fenêtre, à la place des battants vitrés.

Nous connaissons des habitations où l'on ne rencontre, pour ainsi dire, pas de mouches par suite de l'emploi de ce dispositif. Il est facile à réaliser à la pouponnière et ne nécessite que des dépenses minimes ; souhaitons, dans l'intérêt des poupons, que l'on puisse l'y installer. En bonne logique, il est inutile de prendre tant de soins pour stériliser les tétines si elles sont à la merci d'une contamination nouvelle par les mouches !

Nous avons exposé nos remarques au sujet de la question du local ; et des améliorations qui nous semblent désirables. Passons, maintenant, à l'examen du matériel.

§ 3. — Le Matériel.

Nous nous occuperons surtout dans ce paragraphe de la lingerie et de la literie des poupons.

La fréquence de leurs selles, surtout lorsqu'ils sont atteints de gastro-entérite, de cholérine ou de diarrhée, impose le renouvellement fréquent des langes qui les enveloppent, ainsi que des diverses pièces de literie qu'ils ont souillés.

Il convient d'attacher une grande importance à la fréquence du renouvellement de ces linges, ainsi qu'à leur lessivage.

Le service actuel est si largement pourvu de langes, de couches ou couches-culottes, de brassières, de chemises que l'on n'a point à se montrer économe lorsqu'il s'agit de remplacer l'une ou l'autre de ces pièces. Aussi avons-nous constaté que les poupons se trouvent constamment dans un état de propreté très satisfaisant. Il est nécessaire, en effet, de ne point les laisser macérer dans des linges souillés ; le changement répété de ceux-ci, chaque fois qu'il est rendu nécessaire, joint au poudrage soigneux des fesses et de la région périnéale, a donné de bons résultats puisque les érythèmes fessiers sont devenus très rares.

Mais nous avons remarqué certaines défectuosités dans l'évacuation, le transport du linge souillé, ainsi que dans les conditions de son retour à la pouponnière.

Nous croyons utile de présenter aussi quelques observations relatives à l'emploi de certaines étoffes qui ne peuvent être stérilisées.

Enfin l'installation du séchoir ne nous paraît pas à l'abri de toute critique.

Lorsqu'il a été procédé à la toilette matinale des poupons, les linges usagés et les langes souillés qu'ils viennent de quitter sont déposés dans des draps qu'on noue de manière à former des ballots, qui sont transportés à la buanderie ou mis dans des paniers d'osier. La buanderie, nous l'avons dit, est peu éloignée, mais le linge à lessiver traverse néanmoins une partie de la pouponnière, sans être enfermé dans des récipients clos, sans qu'aucun obstacle vienne entraver la dissémination des agents infectieux qu'il contient.

Arrivées à la buanderie, la plupart des pièces de lingerie ou de literie sont mises à bouillir dans des lessiveuses, séchées et repassées. Le linge est remis dans les paniers d'osier, où il arrive stérile et où, naturellement, il s'infecte aussitôt, puisque ces paniers ne sont pas stérilisables et que, d'autre part, ils se prêtent au contact de tous les germes qui peuvent se déposer à leur surface.

Or, les travaux de Weill, de Lyon, ont surabondamment démontré la nécessité de l'asepsie des pièces de lingerie et de literie des poupons.

Ainsi plusieurs infections, telles que le pemphigus, la varicelle, peuvent se compliquer d'infections secondaires par l'apport dans les pustules de germes résidant à la surface du linge, et qui pénètrent par les portes d'entrées qui s'ouvrent à eux avec de telles facilités. Les ulcérations, les érythèmes fessiers et cruraux, toutes les pyodermites, toutes les pustules, papules, érosions peuvent ainsi servir à la greffe d'une infection sur une autre. Le linge stérilisé empêche totalement ces greffes de se produire. Il a même un autre avantage, car il réalise un pansement sec et aseptique des plaies, qui ne peuvent, chez les poupons, être traitées par des pansements humides, tant la macération apparaît facilement chez eux.

Par conséquent, supprimons les chances de contamination de poupon à poupon par l'emploi des linges aseptiques, et réalisons l'asepsie des plaies par la stérilisation des linges en contact avec elles. Pour atteindre ce but, il n'est besoin que de récipients métalliques légers et clos, et de sacs de toile susceptibles d'une fermeture sérieuse.

On pourrait, à notre avis, descendre le linge souillé dans de grandes caisses de fer blanc ou de tôle galvanisée, et de là le verser directement à la chaudière ; puis ces récipients seraient ébouillantés et refermés avec soin.

Quant au linge repassé, il devrait être traité comme celui de la Charité, à Paris, où on le stérilise par l'étuve à vapeur humide sous pression. Le linge repassé est introduit dans des sacs et ceux-ci sont portés dans l'étuve. Après stérilisation, ces sacs contenant le linge, et qui ne seront ouverts qu'au fur et à mesure des besoins du service, seront déposés dans les récipients métalliques qui viennent d'être stérilisés, et pourront être ensuite rangés dans les armoires de la pouponnière.

On aurait ainsi à sa disposition du linge aseptique en quantité aussi grande qu'il serait nécessaire. Mais, il est à noter que toutes les étoffes ne se prêtent pas à ces diverses manipulations. Il est d'usage de faire porter aux petits enfants de la flanelle, et tous les poupons ont une ou plusieurs pièces de leur habillement faite de ce tissu. Andérodias affirme catégoriquement que c'est là une pratique

recommandable, se basant sur ce que les nourrissons trans-
pirent avec la plus grande facilité ; qu'ils ont donc une
grande tendance à se refroidir et à s'enrhumer, et que la
flanelle directement mise sur la peau est un excellent pré-
servatif des refroidissements.

Tout cela est très vrai, mais la flanelle est malheureusement une étoffe impossible à stériliser, puisqu'elle ne peut
séjourner dans l'eau bouillante sans subir des rétrécisse-
ments parfois considérables, et qu'en outre l'ébullition fait
perdre au tissu certaines de ses qualités, entre autres sa
souplesse.

Il est incontestable que des linges non ébouillantés ne
sont pas, ne peuvent pas être stériles ; d'autre part, la flanelle ne supportant pas les bains antiseptiques, on about-
tit à la condamnation de ce tissu, cependant si utile, et
dont les bienfaisants effets ont été dans un certain sens,
si souvent constatés.

Personnellement, nous croyons qu'on pourrait remplacer cette étoffe par une autre bien connue des jeunes
mères, qui l'appellent *flanelle de coton*. Un peu moins
chaude que la flanelle de laine, elle joue le même rôle
quant à la transpiration et, de plus, présente l'avantage de
supporter le lessivage à l'eau bouillante, sans rétrécisse-
ment ni altérations appréciables.

Le séchoir est situé en bordure de la rue. La circulation
particulièrement intense qui règne dans cette artère pendant plusieurs heures de la journée soulève des flots de
poussière qui viennent envahir la façade nord de la pouponnière. Il se produit ainsi sur le linge pendu dans le
séchoir un dépôt septique, que tous les battages ultérieurs
ne suffiront pas à enlever complètement. Mais, d'une part

on ne peut songer à fermer le séchoir, et d'autre part on ne peut l'installer ailleurs. On ne peut que veiller à ce que le service de la voirie maintienne la chaussée dans un état d'humidité constant, afin d'empêcher la mise en suspens des poussières dans l'atmosphère, ou mieux encore, qu'il ait recours à l'épandage d'huile de schiste.

Il nous reste à mentionner une question importante, celle des couveuses. Il n'en existe pas à la pouponnière, et un visiteur en fit un jour la remarque, ce qui nous incite à donner les motifs de cette proscription.

D'abord, nous recevons peu de prématurés, car ceux-ci sont de préférence gardés à la Maternité où de nombreuses couveuses fonctionnent. Ces appareils sont d'un fonctionnement délicat ; ils nécessitent des soins constants et un réglage minutieux. De plus, ils sont difficiles à stériliser, et c'est là la principale objection qu'on peut faire à leur emploi. Les modèles les plus simples sont encore trop compliqués pour qu'on puisse les aseptiser. Cependant il est nécessaire de tenir au chaud certains enfants affaiblis, ou atteints d'hypotrophie, de sclérème, etc..., et d'une manière générale, tous les nourrissons qui perdent, par kilo de leur poids, une quantité de chaleur plus considérable que les adultes. Cela est dû à la suractivité de leurs combustions, aussi se refroidissent-ils facilement. A la pouponnière, on préfère aux couveuses le chauffage par boules d'eau chaude fréquemment renouvelées ; les poupons algides sont de plus enveloppés dans des bandes d'ouate assez épaisses, recouvertes de laine.

Cette manière de faire a toujours donné des résultats satisfaisants.

§ 4. — Le Personnel.

Nous abordons ici l'un des facteurs essentiels du bon fonctionnement d'une pouponnière.

L'organisation matérielle d'un service de nourrissons est chose fort complexe ; mais, actuellement, ses différents rouages sont connus, et l'on peut, *à priori*, indiquer les détails d'aménagement d'un établissement conforme aux données des connaissances actuelles en cette matière.

Mais ce n'est là qu'une partie des conditions qui doivent être réalisées. Le meilleur outil ne donne de résultats appréciables qu'autant qu'il est manié par des mains expertes. C'est ce qui nous incite à appeler l'attention sur les qualités nécessaires au personnel d'une pouponnière.

Celui-ci se compose généralement d'une ou plusieurs religieuses, et d'infirmières. Parfois, le service est assuré uniquement par des infirmières sous les ordres d'une directrice.

Nous nous proposons d'examiner les aptitudes requises pour ce personnel : et pour les bien mettre en lumière, comparons les besoins d'un service de nourrissons à ceux d'un service d'adultes ou d'enfants plus âgés.

Les poupons présentent une fragilité toute spéciale, qui se traduit par des réactions intenses à toute excitation extérieure. Tandis que des adultes manifesteront ce qu'ils ressentent et accuseront tantôt de la fièvre, tantôt des douleurs localisées en un point plus ou moins précis, ou de la dyspnée, de la céphalée, des vertiges, etc..., les enfants

du premier âge ne se plaignent pas ; si par hasard ils pleurent ou s'agitent, on n'y prête qu'une attention distraite
car on sait combien les cris, les pleurs sont fréquents chez
eux. Ils ne peuvent ni parler, ni indiquer où ils ont mal,
aussi ceux qui ont reçu la mission de les surveiller doivent-
ils redoubler d'attention lorsque la moindre manifestation
extérieure d'un mal quelconque éclate chez les poupons.
Parfois ceux-ci, inconsciemment, portent les mains vers
la région douloureuse ; d'autres ont une tendance à se cou-
cher sur le ventre lorsqu'ils souffrent de coliques ; les
méningiteux roulent leur tête d'un côté à l'autre, la ren-
versent en arrière, et mâchonnent. Il est des poupons qui
remuent peu, mais se cyanosent facilement ; les phéno-
mènes vaso-moteurs sont particulièrement intenses chez
eux ; d'autres aù contraire font des convulsions à tout
propos.

Ce sont là des symptômes qu'un médecin seul peut
observer. Il en est d'autres qui ne relèvent que d'une observation attentive, par exemple le manque d'appétit, les
vomissements, la fétidité des selles, les pleurs constants,
etc., etc...

Dans un service d'adultes ou d'enfants du second âge,
les malades ne se laisseront manquer de rien et se plain-
dront dès que le moindre malaise se fera sentir. Le rôle du
personnel en est simplifié grandement car, en principe, il
peut admettre que quiconque ne se plaint pas reconnaît se
trouver dans un état satisfaisant. Les repas sont distribués
à heure fixe et les malades n'ont besoin de personne pour
se sustenter. De plus, ils prennent eux-mêmes sans aucune
aide les médicaments qu'on leur a prescrits. De sorte que
les besoins d'une salle de malades adultes se trouvent

réduits au minimum du fait de l'aide que ceux-ci apportent aux personnes qui les soignent.

Les tout-petits sont si faibles, si dénués de toute capacité physique ou morale, qu'ils doivent tout attendre du personnel préposé à les soigner. Leurs repas, leur toilette, le changement de leurs vêtements, l'aération de leur local, tous ces facteurs de leur amélioration sont indépendants d'eux.

Il est donc indispensable que les sœurs, les infirmières suppléent par leur instruction, leur bonne volonté, leur dévouement à tout ce qui manque aux poupons ; ils dépendent pour toutes choses, répétons-le, du milieu extérieur. A peine peuvent-ils exprimer leurs désirs ou leurs souffrances par de faibles cris (quand ils en ont la force !) S'ils sont livrés aux mains de gens distraits, inattentifs, et surtout qui n'aiment pas les enfants, leurs timides manifestations passeront inaperçues, ils seront négligés, oubliés et dépériront sans que rien ne soit intervenu pour les soulager. Evidemment, les instruments dont il est fait usage habituellement dans les cliniques permettront de se rendre compte des variations d'un état pathologique défini. Mais le thermomètre, par exemple, n'est mis en place que deux fois par jour ; et encore faut-il que les infirmières chargées de sa lecture sachent comment il faut lire et aient de l'instrument une pratique suffisante. Et puis, souvent, le thermomètre ne traduit l'élévation de température qu'après que le mal est installé, tandis qu'un observateur attentif aurait pu deviner son approche plusieurs heures auparavant, et tâcher de l'enrayer.

En somme, une pouponnière est un service hospitalier bien plus délicat à conduire que n'importe quel autre, puisque le bon équilibre des malades en traitement y dépend des seules aptitudes, qualités, ou attention du personnel, et non, comme dans les autres services, de l'association subjective et objective des malades et du personnel chargé de les soigner.

Au point de vue thérapeutique, et bien que les poupons reçoivent peu de médicaments, nous continuerons la comparaison en ajoutant que les malades adultes peuvent analyser *grosso-modo* l'effet ressenti et en rendre compte au médecin, tandis que les nourrissons n'accusent rien ; il faut se rapporter aux observations instrumentales et psychiques que l'on peut faire.

Par ce qui précède, il est possible de se rendre compte des multiples difficultés, qu'on rencontre dans la formation du personnel d'une pouponnière.

Nous verrons plus loin que les gages ne sont pas en rapport avec les exigences de service que l'on serait en droit de formuler. Cela explique bien des déconvenues.

Examinons, maintenant, ce que l'on peut raisonnablement demander aux différentes personnes qui entourent les poupons de leurs soins.

LES SŒURS

Les religieuses, que nous avons eu l'occasion de voir à l'œuvre, sont généralement à la hauteur de la tâche qu'on leur demande d'accomplir. Il est regrettable, toutefois, qu'elles y soient parfois peu préparées ; dans ce cas, leur bonne volonté, au-dessus de tout éloge, supplée à ce qui leur manque ; il n'en résulte pas moins un certain flottement qu'on pourrait éviter avec quelques précautions.

Les sœurs affectées à des services de nourrissons doivent réunir de nombreuses qualités d'instruction et d'éducation.

Au point de vue instruction, leur culture générale, médicalement parlant, est très suffisante, nous a-t-il semblé. Quelques notions, pourtant, manquent dans leurs connaissances, mais elles ont vite fait de les acquérir, de s'assimiler leur nouveau rôle. Déplorons cependant que des religieuses ayant jusqu'alors soigné des vieillards, par exemple, soient sans transition chargées d'un service totalement différent, sans stage préliminaire, au milieu des poupons. Quelles ne doivent pas être leurs appréhensions en pareil cas ! Leur dévouement leur facilite la tâche, mais nous croyons qu'elles-mêmes seraient heureuses d'un changement dans cet état de choses. Les questions d'habitude, de doigté doivent intervenir ici au même titre que les connaissances générales. Sans vouloir demander des « spécialistes » nous croyons possible l'institution d'un stage préparatoire à des soins aussi nouveaux.

Les religieuses bien au courant du service ont acquis peu à peu les éléments indispensables des connaissances de leur rôle hospitalier. Elles sont instruites pratiquement et savent ce qu'elles ont à faire ; on peut, nous l'avons constaté, se fier à elles pour la bonne exécution des ordres donnés, et même elles font preuve d'une initiative intelligente dont on n'a qu'à se louer, tant elle est mesurée, discrète et conforme aux principes reçus. Au point de vue technique, elles savent, lors des opérations de petite chirurgie, des injections de sérum, d'huile camphrée, etc... observer les règles d'asepsie indispensables. Elles finissent par avoir ce tour de main particulier qui ne s'acquiert que par un long exercice.

En dehors de ces aptitudes pratiques, les religieuses doivent réunir des qualités morales d'une importance d'autant plus considérable qu'elles sont les directrices des infirmières. En dehors de la science, il leur faut des aptitudes au commandement, au gouvernement du personnel placé sous leurs ordres. A l'occasion d'une réprimande, elles doivent pouvoir montrer comment il faut faire, et par quoi leur observation est justifiée. Elles ont un rôle supérieur à celui des infirmières, rôle médical autant qu'administratif ; il faut qu'elles en soient dignes aux yeux de leurs subordonnées ; pour cela, une qualité par dessus tout doit être développée chez elle : la *faculté d'observation*.

Peut-on, en effet, demander à une infirmière de surveiller scientifiquement des poupons ? Sauf exception, nous ne le croyons pas. En général, les infirmières de la pouponnière sont très jeunes ; pourquoi ? Parce que ce service est particulièrement redouté du personnel hospitalier ; nous en verrons plus loin les motifs. Aussi les infirmières ayant déjà quelque ancienneté cherchent-elles d'autres places plus enviées ; et ce sont les jeunes, les dernières venues qu'on désignera, naturellement, pour ce service.

Pourvues d'une instruction rudimentaire, ces jeunes filles exécutent les ordres qu'on leur donne et s'acquittent généralement de leur tâche avec ponctualité. C'est, pensons-nous, tout ce qu'on peut leur demander. D'expérience, elles n'en ont point, non plus que de fréquentation des poupons. Tout le service leur est étranger, elles ne comprennent pas les raisons des actes qu'on leur fait faire : c'est déjà un résultat appréciable lorsqu'elles respectent les prescriptions médicales. Il ne faut pas leur demander des dons d'observation : elles sont ou trop jeunes ou trop peu instruites pour s'en servir. En sorte que la sœur a l'entière responsabilité et direction de la bonne tenue matérielle et de l'observation médicale des poupons.

Elle doit être observatrice; c'est, croyons-nous, la qualité qui doit dominer chez elle.

La compréhension exacte de son rôle lui est également indispensable. Elle ne doit pas s'attarder à des besognes qui peuvent être faites par les infirmières. Tout ce qui est délicat et nécessite des connaissances médicales doit retenir son attention ; elle ne doit confier à personne les soins à donner aux poupons ; injections sous-cutanées, frictions, prise de température ; la surveillance des petits malades est de son domaine puisque c'est elle qui, au cours de la visite du chef de service, devra rendre compte de ce qu'elle a observé.

Il faut aussi que la sœur soit persévérante, c'est l'une des qualités essentielles de son rôle. Il est parfois bien difficile de ne pas se décourager des insuccès persistants que l'on rencontre dans le traitement des hypotrophiques, des gastro-entéritiques, des débiles ; on essaie successivement plusieurs régimes, on modifie les heures des repas, on entoure ces poupons des soins les plus minutieux et ils ne cessent de diminuer de poids, on assiste, impuissant, à la progression de leur lamentable déchéance. C'est alors qu'il devient nécessaire d'être en possession d'une force morale, pour continuer à agir, à lutter pour ne pas prononcer le triste « à quoi bon ? » mots de capitulation, de renoncement qui conduisent aux pires insuccès.

C'est pourquoi la sœur doit agir, lutter de toutes ses connaissances, de toute son énergie, de tout son cœur pour ne pas se laisser aller à considérer comme une délivrance la fin de ces misérables vies. Elle doit combattre inlassablement dans l'espoir d'un succès, d'une amélioration possible, et agir comme si elle avait reçu la garde des plus précieuses existences.

Ainsi compris, le rôle de la sœur est tout de grandeur ; il contribue à rendre plus profond le juste respect qui entoure ces femmes d'élite.

LES INFIRMIÈRES

Elles forment un personnel indispensable à tout service hospitalier. Mais, tandis que dans les salles d'adultes, ou d'enfants, leur rôle est assez simple pour qu'elles puissent indifféremment passer d'un service à un autre, il n'en est plus de même dans une pouponnière. Leur tâche y a une importance tout à fait particulière, et leur formation, leur recrutement constituent l'un des plus graves problèmes dans l'organisation de l'établissement.

Dans un service d'adultes, l'infirmière doit être surtout complaisante et consciencieuse ; pour bien des choses, le malade se suffit, et il ne fait appel au personnel que pour ce qu'il ne peut faire lui-même ; le travail de l'infirmière en devient simple, réglé à l'avance, et ne comporte pas d'initiative sérieuse.

Dans un service de nourrissons, nous le répétons, les malades ne pouvant ni se plaindre ni formuler leurs désirs, il faut aller au-devant de ceux-ci, les épier, remplacer la vigilance de la mère absente, et veiller à ce que rien ne manque aux enfants, avec d'autant plus d'attention qu'on peut plus facilement oublier tel ou tel point sans que rien ne traduise immédiatement l'erreur ou la négligence.

Puis, les soins à donner aux poupons sont de beaucoup plus complexes que ceux réclamés par des adultes. Leur faiblesse, nous l'avons dit, leur impuissance sont telles que leur état dépend en grande partie de ce que l'on fera pour eux. Les soins qu'on leur donne sont d'une nature particulière sur laquelle nous n'insisterons pas : ils sont bien connus. Le travail de l'infirmière des poupons est très absorbant : il ne laisse place qu'à de rares loisirs, tant les tout-petits sont exigeants, de par leur faiblesse même.

Aussi les qualités des infirmières exigent-elles beaucoup d'attention.

Leur nombre doit être suffisant ; et disons tout de suite qu'il ne l'est pas à Nancy. Si l'on songe que deux infirmières seulement se partagent le travail de tout le service que nous avons décrit, on ne peut se défendre d'un étonnement justifié. Non seulement elles habillent, déshabillent, lavent, baignent les poupons, mais elles doivent entretenir dans un état constant de propreté tout le matériel. Il leur faut stériliser biberons, tétines ; donner à boire à dix ou à douze poupons en moyenne ; les installer quand il fait beau sur la terrasse ; les rentrer si le temps se gâte ; changer les langes à tout instant ; laver les linoléums, cirer les parquets, enlever les poussières, récurer les escaliers, aller chercher leur repas à des cuisines éloignées ; porter le linge souillé à la buanderie, aider à le laver, le rapporter quand il est repassé ; repasser elles-mêmes leurs vêtements personnels, refaire les matelas, battre les couvertures, repriser les accrocs, raccommoder la lingerie, mettre les langes souillés de la nuit dans les récipients métalliques dont nous avons parlé ; ensuite ébouillanter ces récipients, les remettre en place, collationner le linge usagé, etc...

La somme de travail qu'on leur demande est au-dessus de celle qu'elles peuvent donner. Aussi n'ont-elles jamais de loisirs pour promener, porter un peu les poupons convalescents, ce qui serait cependant bien nécessaire. Il faudrait, pensons-nous, au moins une infirmière supplémentaire actuellement, et peut-être davantage plus tard.

L'âge des infirmières devrait aussi intervenir dans leur choix ; celles que nous avons vues ont de 17 à 19 ans. Bien qu'elles se soient toujours acquittées convenablement de leur tâche, nous croyons d'une manière générale qu'il serait préférable de choisir des femmes plus âgées. Non que les autres ne soient pas assez sérieuses, mais elles manquent de pratique hospitalière et leur bonne volonté ne peut toujours suppléer à leur manque d'expérience.

Etant donné les multiples occupations dont nous venons de donner une idée, il est facile de comprendre que si des situations moins absorbantes, plus agréables à occuper, se présentent, nos infirmières demanderont à les prendre ; c'est un sentiment humain des plus naturels et la pouponnière paraît vouée aux infirmières jeunes : les dernières arrivées à l'hôpital.

Non seulement elles sont surchargées de travail, mais plusieurs autres conditions contribuent à éloigner de la pouponnière les infirmières d'autres services.

Le bâtiment est isolé ; les distractions (telles que les comprend le personnel infirmier, en général) y sont rares ; « on ne voit jamais personne » et « on est si loin des autres services », voilà des phrases que nous avons pu entendre à maintes reprises.

Puis, la fréquentation des poupons est loin d'être chose attrayante ; ils geignent, crient, empêchent tout sommeil régulier pendant la nuit ; on ne peut causer avec eux ; ils sont d'une fréquentation morose. Ils ne peuvent ni remercier, ni témoigner leur reconnaissance ou leur affection par la moindre gentillesse. S'ils sont satisfaits, ils s'endorment ! Hors de là, ils pleurent.

Dans ces conditions, le personnel doit faire preuve du plus grand dévouement, d'un désintéressement absolu, de qualités très spéciales, dirons-nous, puisqu'il n'aura à compter ni sur la moindre câlinerie, ni sur la reconnaissance, pas même la conversation des malades.

Et c'est ce rôle ingrat qu'on demande à des jeunes filles de 16 à 20 ans ? Nous nous déclarons sceptique quant aux résultats et, en toute sincérité, nous sommes incapable de tenir rigueur aux infirmières qui ne sont pas à la hauteur de leur rôle, alors que des personnes d'une culture, et d'une éducation singulièrement plus élevées, agissent comme elles et se désintéressent absolument de la pouponnière.

Ne voit-on pas, en effet, affluer spécialement aux services de chirurgie, à ceux de médecine générale, quantité de dames dont la bonne volonté est une aide précieuse au personnel hospitalier ? Elles l'aident en des besognes parfois dures, et auxquelles, en tout cas, elles n'ont pas été habituées.

Or, on voit très peu de dames à la pouponnière ; depuis que ce service existe, quatre ou cinq stagiaires de la Croix-

Rouge ont bien voulu s'occuper des poupons malades, avec le plus grand dévouement, d'ailleurs. Ce nombre est trop restreint, à notre avis, la pouponnière étant largement ouverte à toutes les bonnes volontés.

Et pourtant, quels services ne pourraient pas rendre, leur habileté aidant, leur douceur, leur art si profondément naturel de soigner les enfants, d'autant que certaines d'entre elles en ont élevé !

Leurs efforts en vue de la préparation des secours aux blessés en temps de guerre méritent de vifs éloges. Mais combien peu ont-elles l'occasion de manifester, de nos jours, leur science acquise, quand au contraire, dans les pouponnières, c'est une lutte de tous les instants qu'on poursuit contre la mort ; c'est un champ de bataille autrement plus large, où les bonnes volontés pourraient se déployer sans mesure !

Nous nous trompons peut-être en attribuant à l'aridité du service de la pouponnière l'abstention des bonnes volontés qui vont ailleurs, en tous cas, nous la déplorons en toute sincérité.

Abordons, maintenant, le côté « instruction » des infirmières.

Leur rôle étant complexe et nécessitant des connaissances particulières, on ne devrait les recruter que parmi des femmes présentant des garanties d'intelligence et de travail sérieuses. Il faudrait leur faire des cours succincts, élémentaires, suffisants cependant pour leur mettre dans l'esprit ce qui sera nécessaire à leur emploi. Actuellement, elles arrivent généralement de leur famille et, d'emblée, on les dirige sur un service dont elles n'ont pas la moindre notion, où elles doivent tout apprendre.

Si, après avoir suivi quelques conférences, on les nommait d'abord stagiaires, en quelque sorte, dans un service de nourrissons, on retirerait de cette pratique un bénéfice certain. Car non seulement elles se seraient initiées à leur travail petit à petit et pourraient accomplir leur tâche plus intelligemment, mais encore cette éducation préliminaire permettrait de juger de leurs aptitudes relatives. Puis en écartant celles qui ne paraissent pas présenter les qualités requises, on ferait une sélection évidemment profitable à la pouponnière.

En compensation, ces infirmières spécialisées, pour ainsi dire, devraient être mieux rétribuées qu'elles ne le sont actuellement. Nous avons indiqué plus haut, qu'elles gagnent 25 francs par mois dans la première année de leur service, 30 francs ensuite, plus des indemnités de vêtements. C'est insuffisant pour des femmes à qui l'on demanderait des qualités sérieuses d'ordre, d'intelligence et certaines connaissances médicales.

En Allemagne, on a parfaitement compris l'avantage que présente un personnel formé en vue des soins à donner aux poupons, et on a créé ce que tant de médecins voudraient voir se développer en France : *les pouponnières considérées comme des écoles de puériculture.*

Ainsi l'Institut de l'Impératrice Augusta-Victoria, à Berlin, patronné par l'Impératrice d'Allemagne, comprend une école de garde-malades pour poupons. On y forme deux catégories de gardes qui sont :

1° Les lady-nurses ;
2° Les gardes pour nourrissons.

Les conditions d'admission sont les suivantes :

1° Etre âgée de plus de 20 ans et de moins de trente ans ;

2° Avoir une éducation générale suffisante ; un état de santé satisfaisant ;

3° Prendre l'engagement par écrit d'accepter pendant 2 ans les places procurées par la maison ;

4° Pour les lady-nurses, la connaissance d'une langue étrangère.

La durée de l'enseignement est d'un an. Il comporte des cours sur les soins et l'hygiène alimentaire des nourrissons, sains ou malades ; puis des travaux pratiques dans les salles. Les cours sont faits par des médecins, des sœurs et des professeurs spéciaux.

Les lady-nurses paient une pension de 1.200 marks par an ; les gardes pour nourrissons ne paient que 600 marks.

Les dépenses de l'établissement s'élèvent à 250.000 marks, les recettes à 60.000 marks.

L'Institut, véritable école de puériculture, poursuit des recherches sur la physiologie du poupon, sa nourriture naturelle et artificielle, ses maladies et leurs remèdes.

Evidemment, les infirmières devant gagner leur vie, ne peuvent donner une somme, même minime, pour faire leur apprentissage, que si par la suite elles rentrent dans leurs déboursés et en retirent un profit appréciable. C'est pourquoi ce genre d'écoles ne peut être réalisé avec les salaires actuels, et il est souhaitable que des écoles de puériculture soient créées dans l'avenir et annexées aux pouponnières ; celles-ci réunissant tous les éléments nécessaires à la formation d'infirmières instruites. L'œuvre en vaut la peine ; les poupons seraient confiés à des mains expertes ; les chefs de service sauraient où trouver des subordonnées capables, et une carrière rémunératrice s'ouvrirait à des femmes qui, actuellement, cherchent vainement une profession honorable et digne.

Nous avons fini d'exposer nos desiderata. Répétons qu'ils nous sont personnels et suggérés uniquement par ce que nous avons vu, les réflexions que nous avons faites.

Il nous reste à établir nos conclusions.

———————

CONCLUSIONS

I. Au point de vue organisation matérielle, la pouponnière actuelle de la Clinique Médicale Infantile de Nancy est incomparablement supérieure à celle qui existait auparavant. Ce résultat a été obtenu :

Par la disposition et la multiplicité des locaux ;

Par l'utilisation d'un mobilier, et d'un matériel, facile à stériliser ;

Par l'installation d'une terrasse d'héliothérapie ;

Par l'indépendance ou l'isolement du service.

II. La mortalité générale, qui était en 1910 de 74 %, s'est abaissée à 48 %.

Il faut y voir une conséquence de l'organisation rationnelle du service, de l'isolement des fiévreux, de l'examen fréquent des selles, du volume d'air réservé à chaque poupon, de la stérilisation rigoureuse des objets, instruments et ustensiles utilisés par le personnel. Celui-ci, quoiqu'insuffisant, réalise une amélioration sur celui de la pouponnière de 1910.

III. La mortalité par gastro-entérite, entérite, cholérine, qui atteignait en 1910 le taux de 78,68 % est actuellement inférieure à ce chiffre soit : 73,33 %. C'est là un faible progrès, mais on pourra le développer ultérieurement.

IV. La mortalité par broncho-pneumonie était en 1910 de 90 % ; elle est actuellement de 53,33 %.

Nous attribuons ce résultat favorable à l'isolement rigoureux des fiévreux.

V. L'un des plus grands progrès accomplis résulte de la diminution considérable des infections hospitalières. Elles ont disparu en presque totalité.

C'est encore un effet de l'isolement des poupons fébricitants.

Ces divers succès ou améliorations sont donc, d'une manière générale, attribuables à l'organisation mieux comprise du service; au choix judicieux de l'alimentation, à l'observation des règles d'hygiène alimentaire ; à l'isolement des fiévreux en général ; à la surveillance et aux soins constants dont sont entourés les poupons.

VI. Nous avons enregistré des insuccès :

1° Pour certaines formes de gastro-entérite rebelles à tout traitement ;

2° Pour des poupons héréditairement tarés qu'on nous amène trop tard et dans des états parfois lamentables ;

3° Pour les débiles, les hypotrophiques, les athrepsiques.

Ces insuccès engagent à conclure à l'existence de progrès demeurant à réaliser.

VII. Nos desiderata principaux sont les suivants :

Ne prendre que des enfants susceptibles de retirer un bénéfice quelconque de leur séjour à la pouponnière ;

Ecarter, autant que possible, ceux pour lesquels toute intervention est inutile, sans objet ;

Rendre les poupons à leur mère, aussitôt qu'ils sont améliorés ;

Créer des pouponnières de plein air pour convalescence ;

Diriger les pupilles de l'Assistance publique sur des asiles départementaux appartenant à cette administration ;

Modifier la topographie actuelle de la pouponnière, afin d'y installer une salle d'entrée des poupons, pour éviter la contamination de la salle commune par les entrants ;

Modifier les conditions présentes d'évacuation, de lessivage, de repassage et de retour de la lingerie et de la literie ;

Supprimer l'emploi des flanelles ;

Créer un recrutement spécial d'infirmières destinées à la pouponnière ; leur donner des notions générales qui leur manquent actuellement.

BIBLIOGRAPHIE

Barbier. Statistique de la crèche de mon service de nourrissons à l'Hôpital Hérold. (*Bulletin de la Société de Pédiatrie, n° 7 bis,* 7 juin 1913.)

Chevillet. Rapports sur le service des enfants assistés et sur le service de la protection du premier âge. Nancy 1912.

Heisch. Le poupon malade à l'hôpital. (Thèse, Nancy 1910.)

Henrion. Rapport sur une réforme dans l'Assistance départementale des enfants de 1 jour à 2 ans. (1903.)

Hutinel. Traité des maladies des enfants.

Marfan, Andérodias et Cruchel. Introduction à la médecine des enfants.

Marfan. Communication faite à l'Assemblée générale de la Ligue française contre la mortalité infantile : *L'enseignement de l'hygiène et des maladies des nourrissons.*

Méry et Malhéné. La défense contre les maladies contagieuses à l'asile de nourrissons débiles de Médan. (*Bulletin soc. pédiatrie, n° 1,* janvier 1913.)

Péhu. La pouponnière lyonnaise de plein air. (*Revue de puériculture, n° 2-3,* février-mars 1913.)

PORAK. Rapport sur les pouponnières au Comité de protection de l'enfance au ministère de l'Intérieur. (1912.)

POUPAULT. La pouponnière et la cure marine de Dieppe. (*Revue de puériculture, n° 2-3,* février-mars 1913.)

Presse médicale. Une école de puériculture. (*N° 69,* 23 août 1913.)

RAIMONDI. Les pouponnières en France. (*Revue de puériculture, n° 2-3,* février-mars 1913.)

RAIMONDI. Puériculture et pouponnières.

REMY. De la diarrhée des nourrissons. (Thèse, Nancy 1912.)

Revue belge de puériculture. Le Babeurre. Sa préparation, son emploi. (Dr SÉVERIN.)

TRIBOULET. Rapport sur les améliorations à apporter au fonctionnement des crèches d'hôpital. (*Bulletin soc. pédiatrie, n° 3,* mars 1913.)

TRIBOULET. Etude des améliorations à apporter au fonctionnement des crèches d'hôpital. (*Bulletin soc. pédiatrie, n° 7.* Supplémentaire.)

VAILLARD. Rapport au Conseil d'hygiène publique et de salubrité du département de la Seine. (*Revue scientifique, n° 7,* 16 août 1913.)

WEILL. Emploi des linges stérilisés chez le nourrisson. (*Archives de médecine des enfants,* avril 1910.)

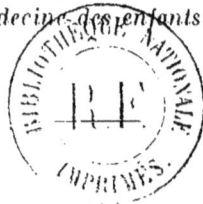

TABLE DES MATIÈRES

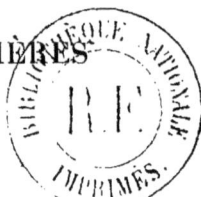

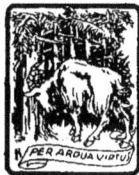

PAP. GRAV. & IMP. L. GEISLER
AUX CHATELLES, PAR RAON-L'ÉTAPE (VOSGES)
1, RUE DE MÉDICIS, PARIS

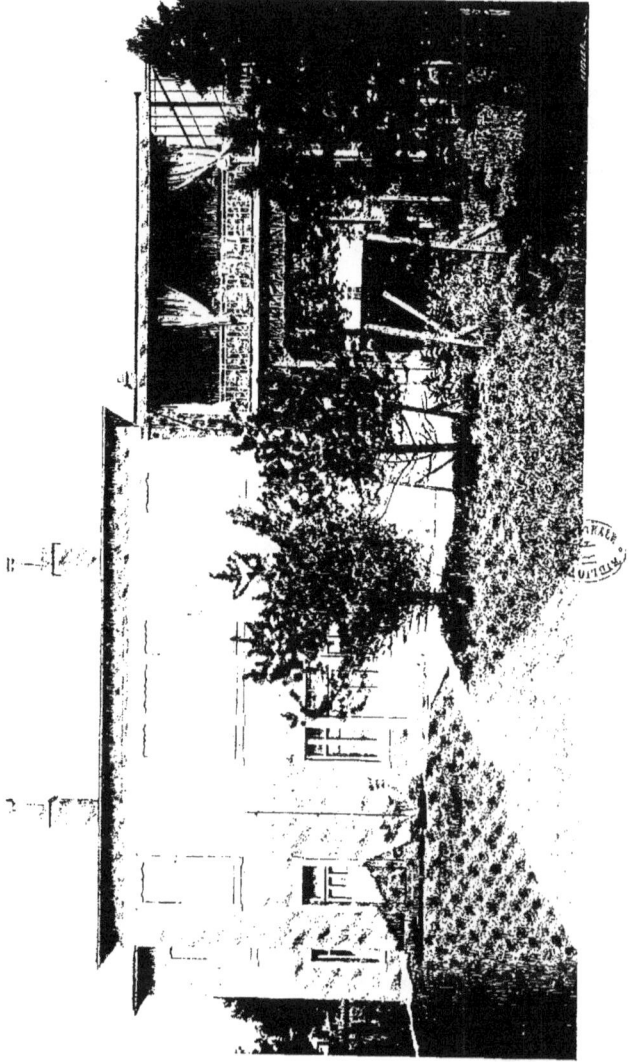

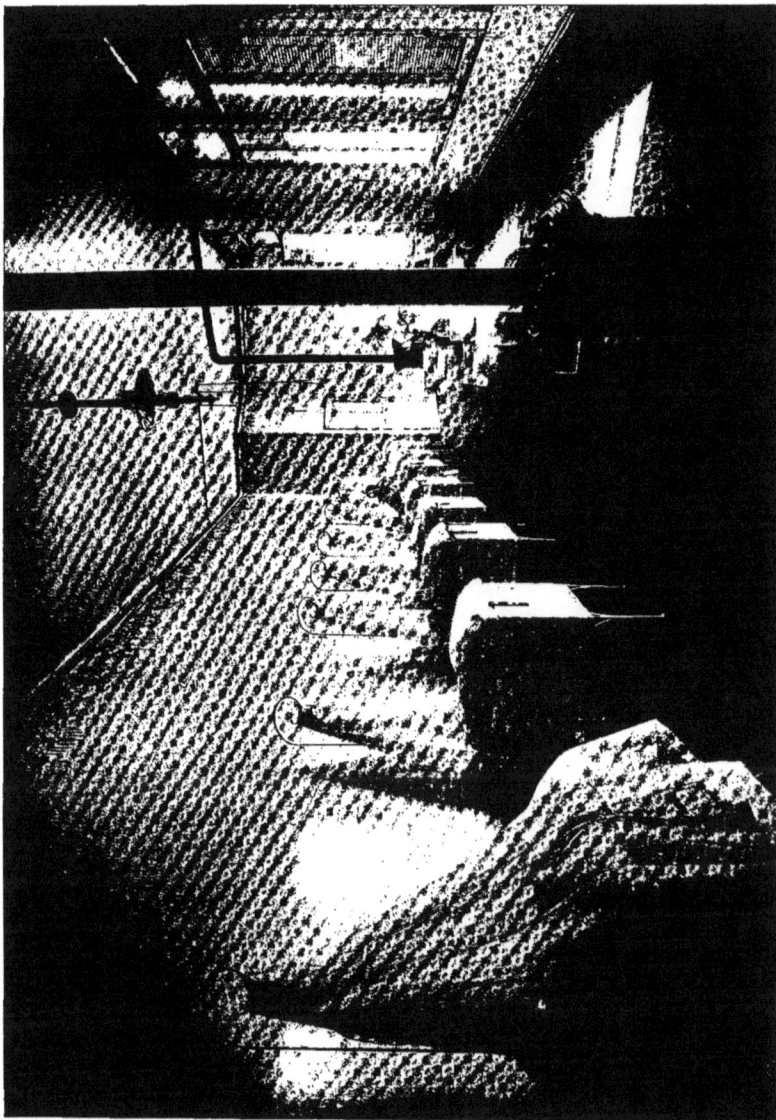

2

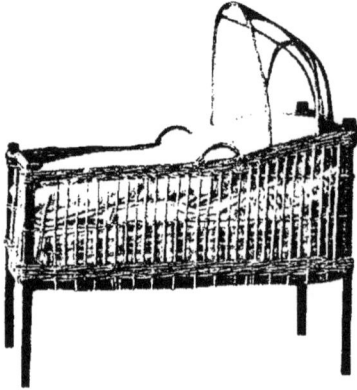

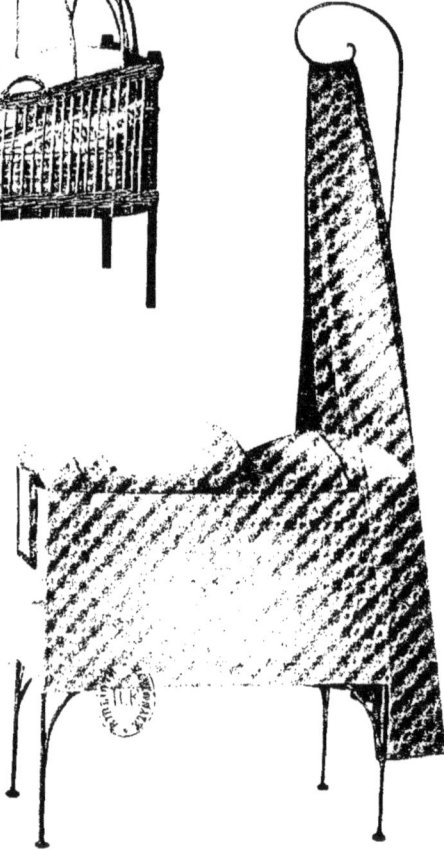

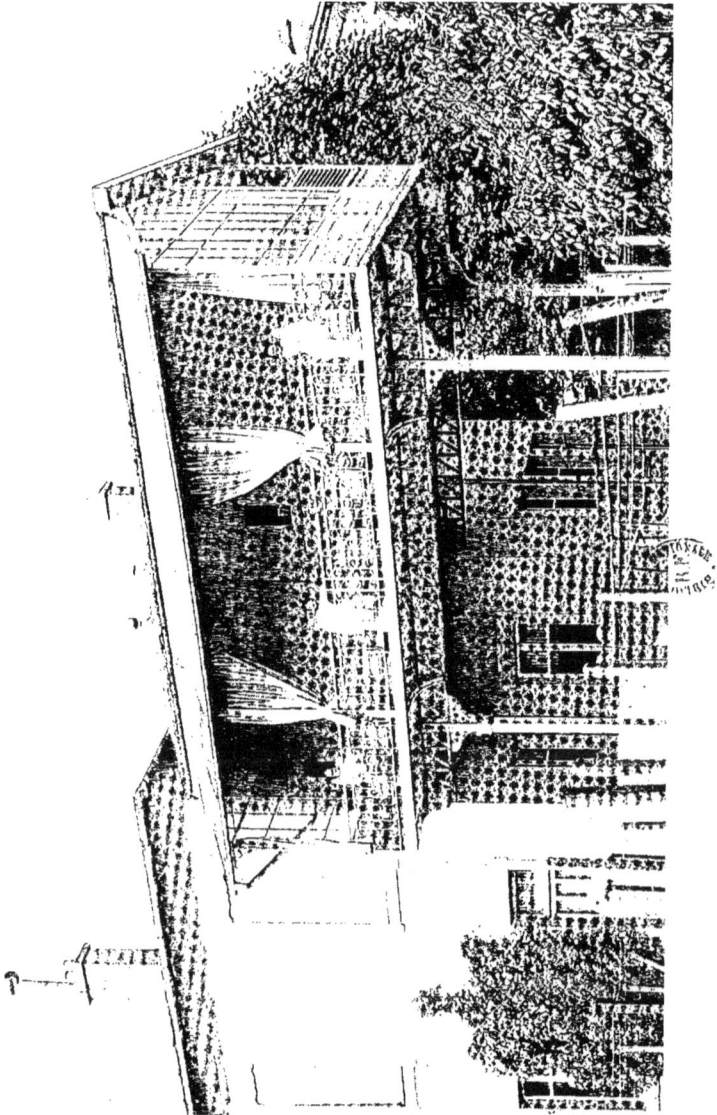

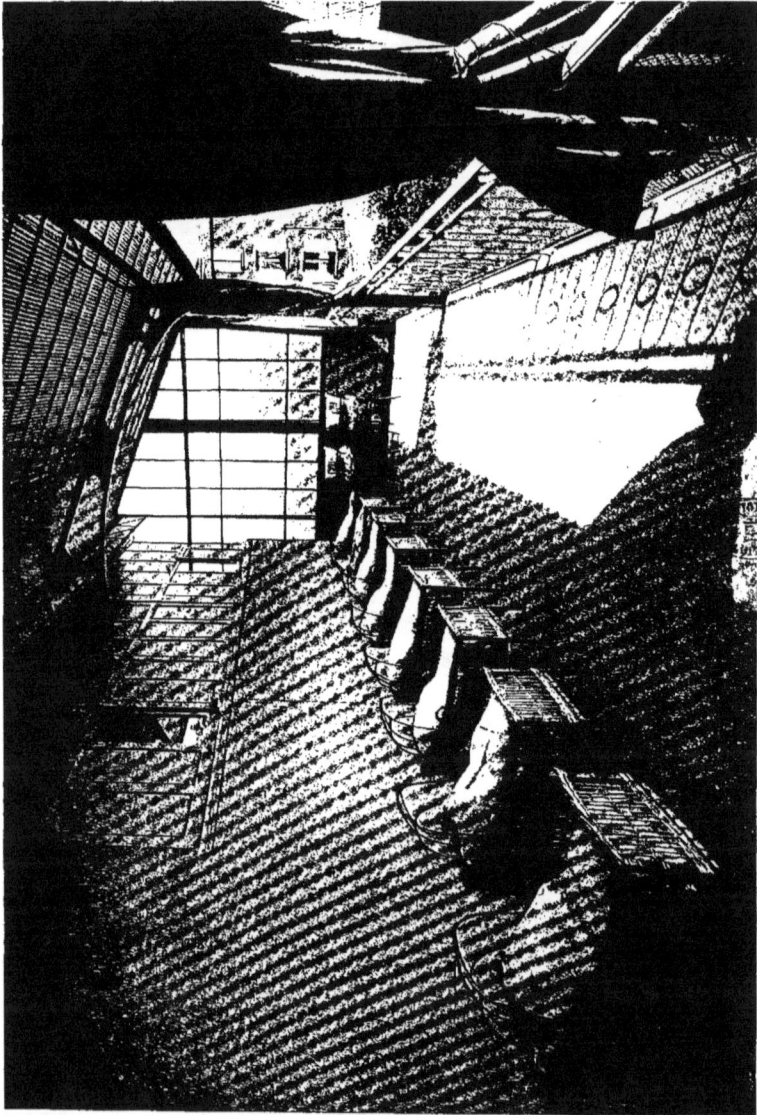

FACADE EST

FACADE SUD

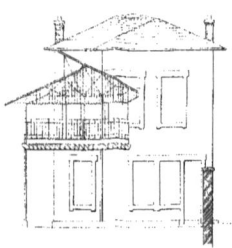
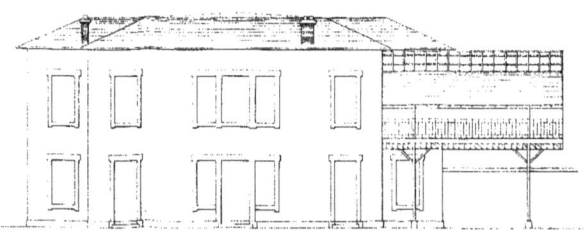

PLAN DE L'ETAGE

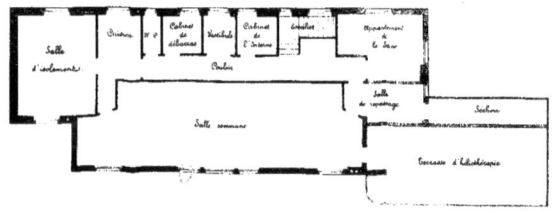

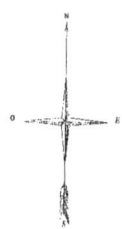

Echelle 0,01 par mètre

Plan B

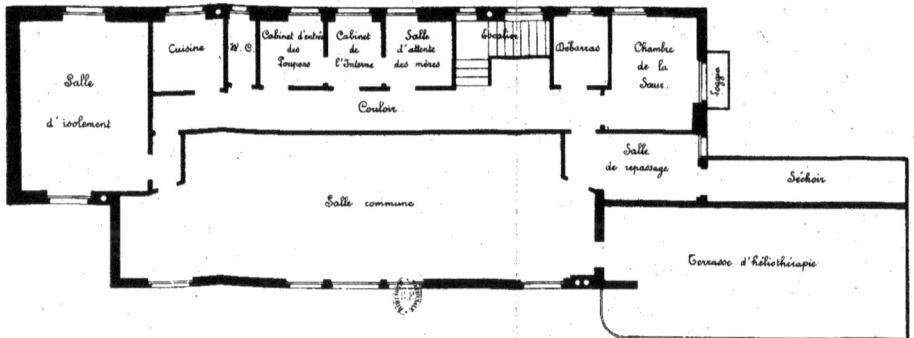

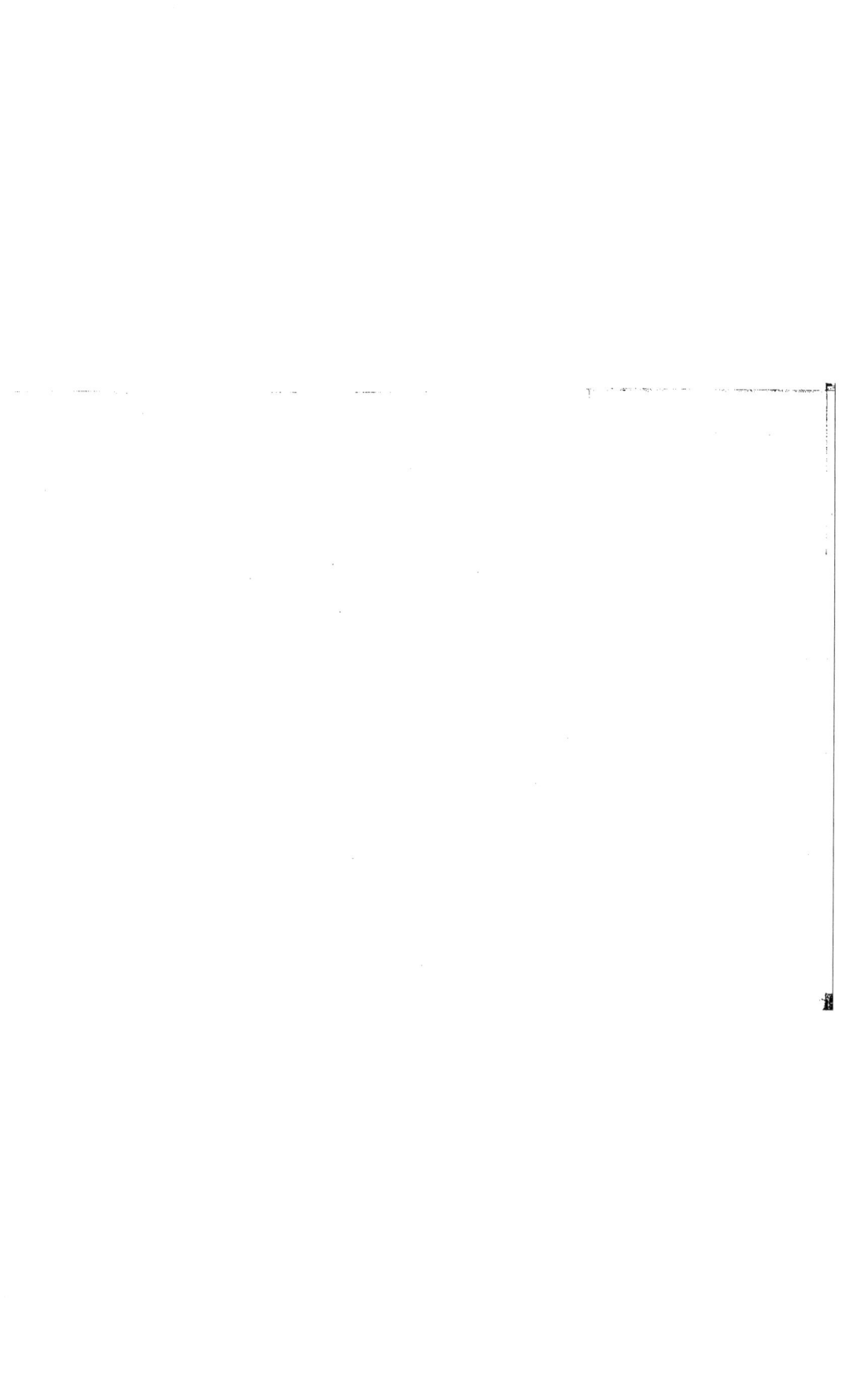

Châssis pare - mouches amovible.

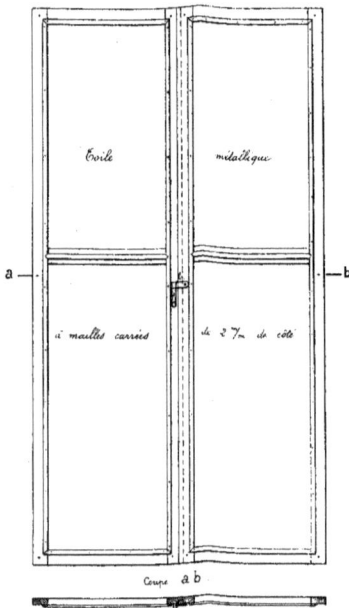

Toile   métallique

a — — — — — — — — — — b

à mailles carrées   de 2,7m de côté

Coupe a b

Coupe a b

Le petit loquet l, fermant le châssis est en bois, et fixé par une
vis sur l'encadrement.
Les baguettes demi-rondes, maintenant la toile métallique sur
le châssis, sont fixées sur l'encadrement par de petites pointes de
vitrier, espacées de 15 à 20 %.

Échelle 1/10

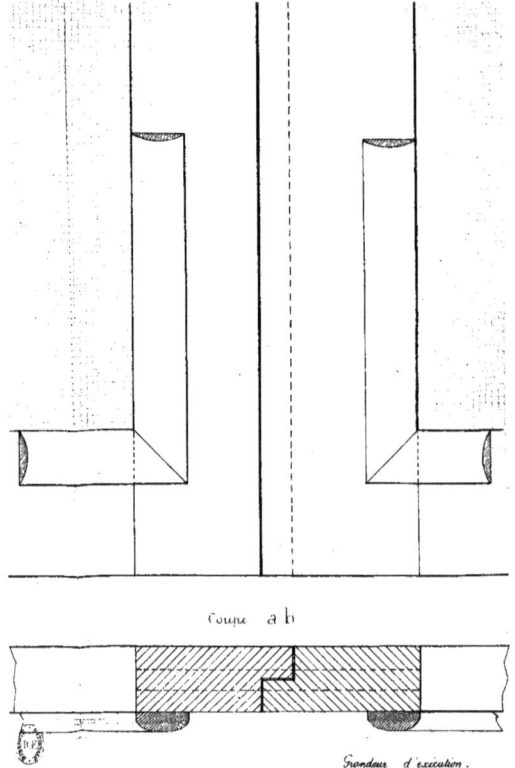

Grandeur d'exécution.

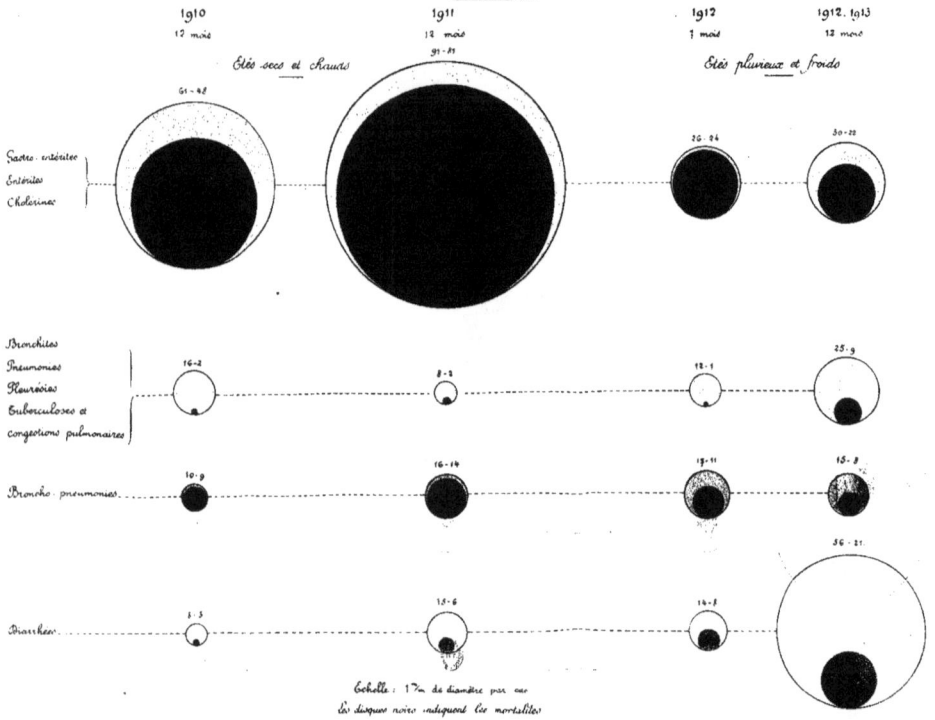

Graphique des mortalités comparées par affections et par années.

Échelle : 1ᵐ de diamètre par cas
Les disques noirs indiquent les mortalités

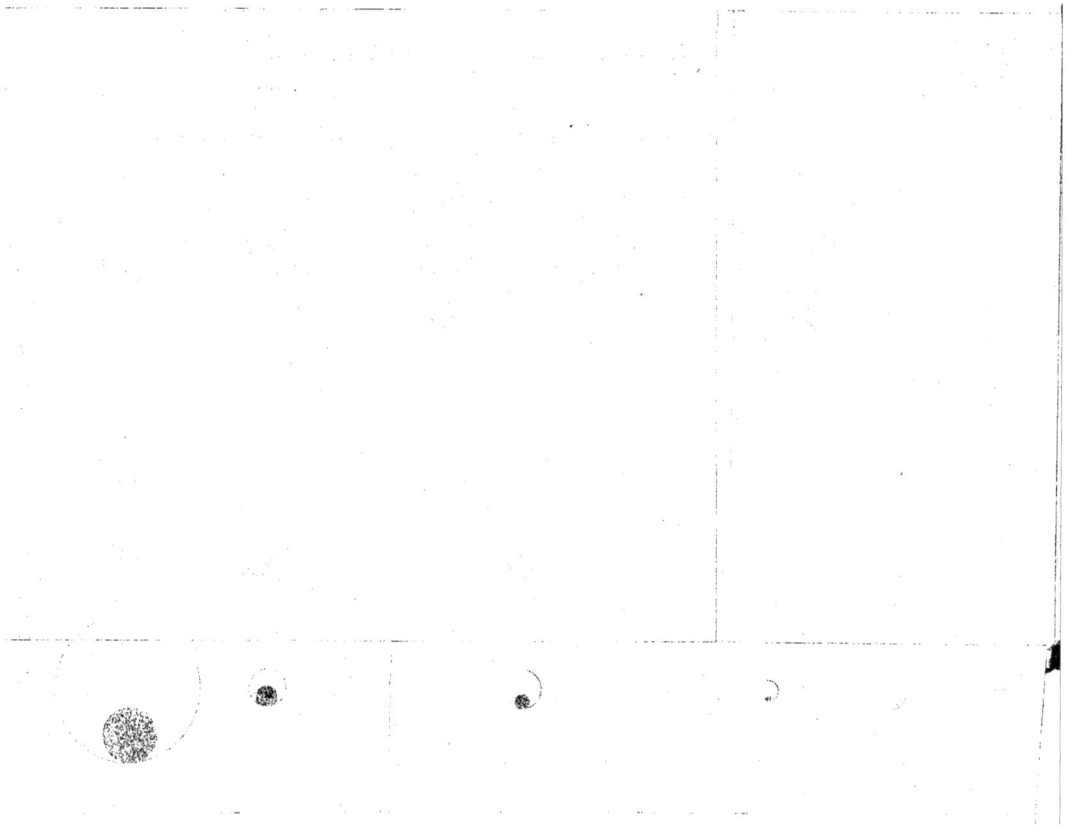

CLINIQUE MÉDICALE INFANTILE

Pouponnière

Salle : *Poupons* Lit : A

Année 19 13.   Nom : M xxx *Jean*   Age : 5mois   Domicile : *Rue St Thiébault.*

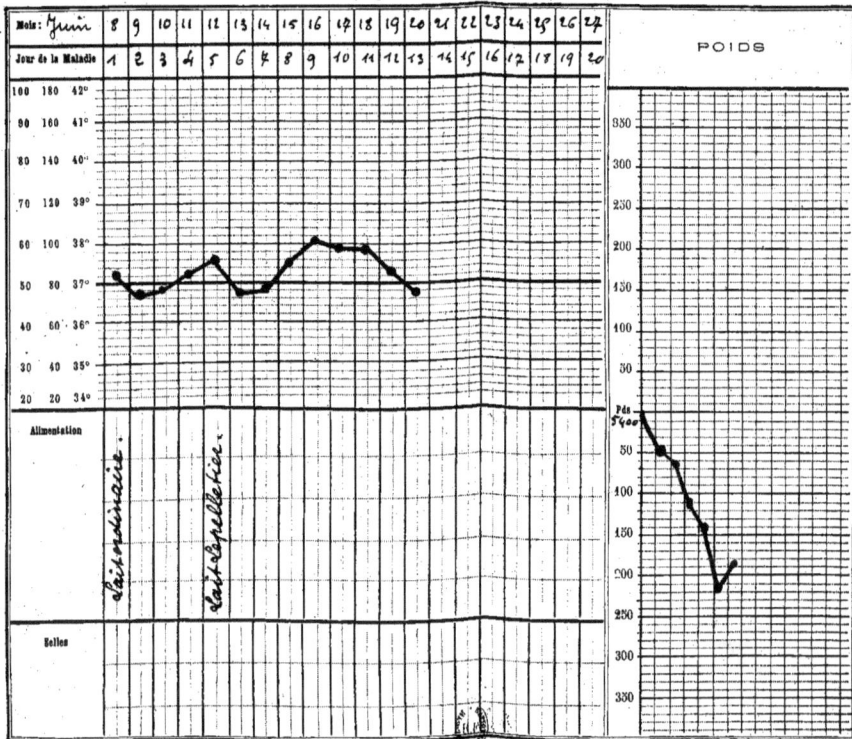

Mois : *Juin*	8	9	10	11	12	13	14	15	16	17	18	19	20	21	22	23	24	25	26	27
Jour de la Maladie	1	2	3	4	5	6	7	8	9	10	11	12	13	14	15	16	17	18	19	20

POIDS

100	180	42°
90	160	41°
80	140	40°
70	120	39°
60	100	38°
50	80	37°
40	60	36°
30	40	35°
20	20	34°

Alimentation

Lait ordinaire.

Lait Coquelet ier.

Selles

Entré le 8 Juin 1913 Sorti le ___

Père : Menuisier . Bien portant .
23 ans .

Mère : 21 ans . Ménagère . Bien por-
tante .

Enfants : Une fausse couche .
Un premier enfant mort de méningite .
Un second (celui-ci .)

Poids à la naissance (Maternité) : 3100 .

Accouchement : Normal .

Taille : 0m 61 .

Nature de l'alimentation avant l'entrée : L'enfant
a eu le sein pendant 3 mois . Puis on
lui a donné le biberon, 6 fois par jour ;
lait coupé d'eau .

Dents : O .

Maladies antérieures : A eu une bronchite
six semaines après sa naissance .

Début de la maladie actuelle : Depuis quatre
jours, l'enfant a de la diarrhée
verdâtre ; il ne veut plus s'alimenter et vomit souvent . Agité la
nuit, crie sans arrêt .

DIAGNOSTIC

Gastro-entérite .

DATES	OBSERVATIONS
12 Juin	L'enfant est alimenté au lait Lepelle-tier
14 Juin	Les selles contiennent moins de gru-meaux

DIAGNOSTIC

Gastro-entérite.

DATES	OBSERVATIONS
12 Juin	L'enfant est alimenté au lait Lepelletier
14 Juin	Les selles contiennent moins de grumeaux

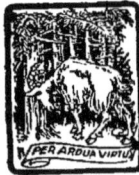

PER ARDUA VIRTUS

Pap. Grand & Imp. L. GEISLER
AUX CHATELLES, par RAON-L'ÉTAPE (Vosges)
2, RUE DE MÉDICIS, PARIS.

www.ingramcontent.com/pod-product-compliance
Lightning Source LLC
Chambersburg PA
CBHW071843200326
41519CB00016B/4213